EXERCÍCIO FÍSICO E DEPRESSÃO

Aspectos Teóricos e Terapêuticos

EXERCÍCIO FÍSICO E DEPRESSÃO

Aspectos Teóricos e Terapêuticos

Organizadoras

Rosa Maria Mesquita

Doutora em Psicologia pelo Instituto de Psicologia da Universidade de São Paulo (IPUSP). Mestre e Licenciada em Educação Física pela Escola de Educação Física e Esporte da Universidade de São Paulo (EEFEUSP). Atua como consultora, na área empresarial, em gestão da saúde e qualidade de vida e, na área da saúde, na orientação e supervisão de trabalhos acadêmicos.

Maria Eugenia Mesquita

Doutora em Ciências pela Universidade Federal de São Paulo (UNIFESP). Psiquiatra do Programa de Atendimento a Vítimas de Violência (PROVE) da UNIFESP.

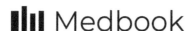

EXERCÍCIO FÍSICO E DEPRESSÃO: Aspectos Teóricos e Terapêuticos
Direitos exclusivos para a língua portuguesa
Copyright © 2021 by MEDBOOK Editora Científica Ltda.

Nota da editora: As organizadoras e a editora não podem ser responsabilizadas pelo uso impróprio nem pela aplicação incorreta de produto apresentado nesta obra. Apesar de terem envidado esforço máximo para localizar os detentores dos direitos autorais de qualquer material utilizado, as organizadoras e a editora estão dispostas a acertos posteriores caso, inadvertidamente, a identificação de algum deles tenha sido omitida.

Editoração Eletrônica e capa: ASA Produções Gráfica e Editorial

Reservados todos os direitos. É proibida a duplicação ou reprodução deste volume, no todo ou em parte, sob quaisquer formas ou por quaisquer meios (eletrônico, mecânico, gravação, fotocópia, distribuição na Web ou outros), sem permissão expressa da Editora.

CIP-BRASIL. CATALOGAÇÃO NA PUBLICAÇÃO
SINDICATO NACIONAL DOS EDITORES DE LIVROS, RJ

E96

Exercício físico e depressão : aspectos teóricos e terapêuticos/organização Rosa Maria Mesquita, Maria Eugenia Mesquita; colaboração Antonio Herbert Lancha Junior... [et al.]. – 1. ed. – Rio de Janeiro: Medbook, 2021.
   200 p.; 21 cm.

   Apêndice
   Inclui índice
   ISBN 9788583690849

   1. Exercícios físicos- Aspectos fisiológicos. 2. Exercícios físicos – Aspectos psicológicos. 3. Depressão mental. I. Mesquita, Rosa Maria. II. Mesquita, Maria Eugenia. III. Lancha Junior, Antonio Herbert.

21-70455   CDD: 612.76
                                            CDU: 613.72:616.89-008.454

Leandra Felix da Cruz Candido- Bibliotecária- CRB-7/6135

14/04/2021   14/04/2021

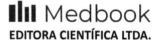

EDITORA CIENTÍFICA LTDA.
Avenida Treze de Maio 41, sala 804 – CEP 20031-007
Centro – Rio de Janeiro – RJ – Telefone: (21) 2502-4438
contato@medbookeditora.com.br – vendasrj@medbookeditora.com.br
www.medbookeditora.com.br

Agradecimentos

Como agradecer a todos e a cada um dos que fizeram parte dessa história e desse caminhar?

Podemos ver aqui concretizadas as contribuições de todos para que este livro pudesse estar concluído.

Cada um com seu saber, seu trabalho, seu tempo doado aos momentos que fizeram parte do caminho até a finalização desta obra.

Aos nossos pais, que nos ensinaram a acreditar que sempre é possível.

Aos nossos filhos e netos, pelo amor e a compreensão mesmo diante das nossas ausências.

A quem do nosso lado está, pelo entendimento da importância de concretizar esta obra.

Dedicatória

Dedicamos este livro a você, leitor, para que o conhecimento aqui oferecido se concretize em atos que transformam. Em especial, aos pacientes que são a finalidade desta obra.

Colaboradores

Antonio Herbert Lancha Junior
Professor Titular da Escola de Educação Física e Esporte da Universidade de São Paulo (USP). Bacharel em Educação Física pela Escola de Educação Física e Esporte da USP. Mestrado e Doutorado em Nutrição pela Faculdade de Ciências Farmacêuticas da USP. Pós-Doutorado em Medicina Interna pela Washington University.

Bruno Lima Alves
Médico Psiquiatra. Especialização em Transtornos do Humor pelo Programa de Transtornos Afetivos (GRUDA) do Instituto de Psiquiatria do Hospital das Clínicas da Faculdade de Medicina da Universidade de São Paulo (HC-FMUSP).

Cláudia Lúcia de Moraes Forjaz
Doutora em Educação Física pela Escola de Educação Física e Esporte da Universidade de São Paulo (EEFEUSP). Professora Livre-Docente da EEFEUSP.

Janette Zamudio Canales
Fisioterapeuta. Mestre em Ciências pelo Instituto de Psiquiatria do HC-FMUSP.

Juliana de Melo Batista dos Santos
Profissional de Educação Física da Universidade Metodista de São Paulo (UMESP). Especialização em Fisiologia do Exercício na Universidade Federal de São Paulo (UNIFESP). Doutora em Ciências da Saúde pelo Departamento de Otorrinolaringologia e Cirurgia de Cabeça e Pescoço da UNIFESP.

Luciana Pereira Lancha
Professora Convidada da EEFEUSP. Bacharel em Esporte pela EEFEUSP. Nutricionista pela Faculdade de Saúde Pública da USP. Doutorado em Ciências pelo Instituto de Ciências Biomédicas da USP. Pós-Doutorado no Institut de La Recherche Agronomique – Paris.

Luiz Augusto Riani Costa
Médico pela Faculdade de Ciências Médicas da Unicamp com Especialização em Medicina Esportiva pela Faculdade de Medicina da USP. Médico Pesquisador da EEFEUSP.

Maika Arno Roeder
Licenciatura Plena em Educação Física na Universidade Federal de Santa Catarina (UFSC). Mestre em Educação Física Relacionada à Saúde e em Saúde Mental e Atenção Psicossocial pela UFSC. Doutora em Ciências Humanas pela UFSC. Atua em Cursos de Pós-Graduação na Faculdade Luterana de Teologia, Escola de Saúde da Secretaria de Estado da Saúde, Centro Sul-Brasileiro de Pesquisa, Extensão e Pós-Graduação e Cursos de Formação em Vigilância Sanitária da DVS/VISA – SC.

Maria Eugenia Mesquita
Doutora em Ciências (UNIFESP). Psiquiatra do Programa de Atendimento a Vítimas de Violência (PROVE) da UNIFESP.

Mauro Vaisberg
Especialista em Medicina Esportiva da Sociedade Brasileira de Medicina do Exercício e do Esporte (SBMEE). Doutor em Reabilitação pela UNIFESP. Orientador do Programa de Pós-Graduação de Otorrinolaringologia e Cirurgia de Cabeça e Pescoço na UNIFESP.

Natan Daniel da Silva Junior
Doutor em Ciências pela FMUSP. Professor da Universidade Ibirapuera e Especialista de Laboratório na EEFEUSP.

Ricardo Alberto Moreno
Médico Psiquiatra. Diretor do Programa de Transtornos Afetivos (GRUDA) do Instituto de Psiquiatria do Hospital das Clínicas da FMUSP. Professor Pleno do Programa de Pós-Graduação do Departamento de Psiquiatria da FMUSP. Diretor Clínico do Centro Especializado em Saúde Mental Moreno & Cordás (CESAME).

Ricardo Saraceni Gomides
Mestre em Educação Física pela EEFEUSP.

Rita Regina Fabri
Mestre em Ciências pela UNIFESP.

Rosa Maria Mesquita
Doutora em Psicologia pelo Instituto de Psicologia da Universidade de São Paulo (IPUSP). Mestre e Licenciada em Educação Física pela EEFEUSP. Atua como consultora, na área empresarial, em Gestão da Saúde e Qualidade de Vida e, na área da saúde, na orientação e supervisão de trabalhos acadêmicos.

Tiago Leoni Capel
Profissional de Educação Física (FESB). Especialização em Bioquímica do Exercício (Unicamp). Doutorado em Ciências da Saúde pelo Departamento de Ginecologia da UNIFESP.

Apresentação

A importância da prática de exercícios físicos para o tratamento e a prevenção de transtornos mentais, entre eles a depressão, destaca-se atualmente pelo número crescente de pesquisas clínicas que comprovam sua eficácia no campo da saúde mental. Essa importância foi referendada pela inclusão de educadores físicos em equipes de saúde mental, particularmente em equipamentos públicos de saúde.

A depressão, um dos transtornos mentais mais prevalentes no mundo, além de grande impacto negativo na vida dos pacientes e de seus familiares, tem um alto custo social.

Neste livro, escrito tanto por especialistas na área da educação física como da saúde mental, as relações entre atividade ou exercício físico e processos de adoecimento e de tratamento são abordadas nos capítulos introdutórios, incluindo a relação entre atividade física, funcionalidade intestinal e humor. Conceitos essenciais para o diagnóstico e conceitos gerais sobre as diversas estratégias terapêuticas para o tratamento da depressão são abordados nos capítulos seguintes, contribuindo para subsidiar a prescrição de exercícios para os pacientes deprimidos.

Os capítulos subsequentes oferecem uma ampla revisão da literatura internacional e nacional sobre a eficácia antidepressiva dos exercícios físicos, bem como aspectos do treinamento aeróbio na depressão, finalizando com orientações práticas para a prescrição de exercícios para os pacientes deprimidos.

Cientes das limitações referentes ao escopo de qualquer livro, acreditamos que este é apenas um passo inicial para a construção de novos conhecimentos nessa área.

Rosa Maria Mesquita
Maria Eugenia Mesquita
Organizadoras

Sumário

Prefácio, xvii
Francisco Lotufo Neto

CAPÍTULO 1 **Exercício Físico na Prática Médica – Vida Saudável, Prevenção e Tratamento de Várias Patologias, 1**
Mauro Vaisberg
Tiago Leoni Capel
Juliana de Melo Batista dos Santos

CAPÍTULO 2 **Exercício Físico, Biota e Humor, 11**
Antonio Herbert Lancha Junior
Luciana Pereira Lancha

CAPÍTULO 3 **História, Conceitos e Epidemiologia da Depressão nas Diversas Fases da Vida, 19**
Bruno Lima Alves
Ricardo Alberto Moreno

CAPÍTULO 4 **Etiopatogenia e Sintomatologia da Depressão, 39**
Bruno Lima Alves
Ricardo Alberto Moreno

CAPÍTULO 5 **Postura e Imagem Corporal no Transtorno Depressivo, 55**
Janette Zamudio Canales
Ricardo Alberto Moreno

CAPÍTULO 6 **Tratamento da Depressão, 67**
Maria Eugenia Mesquita
Rita Regina Fabri

CAPÍTULO 7 **Atividade Sensorimotora como Estratégia de Atendimento às Pessoas em Depressão, 89**
Maika Arno Roeder

CAPÍTULO 8 **Exercício Físico como Intervenção Terapêutica na Depressão, 113**
Rosa Maria Mesquita

CAPÍTULO 9 **Prescrição do Treinamento Aeróbio na Depressão, 139**
Rosa Maria Mesquita
Ricardo Saraceni Gomides
Luiz Augusto Riani Costa
Natan Daniel da Silva Junior
Cláudia Lúcia de Moraes Forjaz

CAPÍTULO 10 **Prescrição do Exercício Físico como Terapêutica para Depressão: Diretrizes, 155**
Rosa Maria Mesquita

Índice Remissivo, 179

Prefácio

Em medicina temos apenas três tipos de tratamento: medicamentos, procedimentos e o autocuidado. Em Saúde Mental, os medicamentos são bem-sucedidos e essenciais, mas não uma panaceia. Os procedimentos são diversos, tanto os psicológicos, como as psicoterapias, quanto os biológicos, como a eletroconvulsoterapia e a estimulação magnética transcraniana, e as neurocirurgias.

Os trabalhos de Herbert Benson e Jon Kabat Zinn mostraram a contribuição terapêutica e a efetividade do relaxamento, da meditação e de uma de suas variantes, a mente plena (*mindfulness*). Isso propiciou o interesse por tudo que a pessoa pode fazer em prol de sua saúde: o autocuidado.

O exercício físico, além de essencial para prevenção e promoção da saúde, cada vez mais se afirma como uma forma de tratamento, principalmente dos transtornos mentais comuns.

Diante das evidências do impacto da meditação sobre a saúde mental, descortinou-se que diversas tradições e técnicas a facilitam usando o exercício físico. Assim firmou-se o interesse por artes marciais e outras atividades que incluam e ensinem a importância da consciência de si e do momento: Aikido, Tai Chi Chuan, Karatê, Jiu Jitsu, Capoeira, Taekwondo, Yoga, Método Feldenkrais, Alongamento, Pilates, Arco e Flecha, para mencionar alguns.

Outro desenvolvimento recente interessante foi o da psicologia positiva. Abraham Maslow, com suas reflexões e análises sobre as necessidades básicas e as experiências culminantes, trouxe à psicologia o interesse pela pessoa bem-sucedida, realizada e feliz. Sonja Lyubomirsky, em sua "Ciência da Felicidade", revisa os principais achados científicos sobre o tema e detalha o que as pessoas felizes fazem. Além de estabelecer relações próximas com pessoas e cuidar da espiritualidade, o exercício físico está em destaque.

Nos últimos anos, o crescimento exponencial dessa área de pesquisa trouxe também a psicoterapia positiva. Esta foi sintetizada por Seligman no acrônimo P.E.R.M.A. (Emoções Positivas, Engajamento, Relacionamentos, Significado, Realizações). A atividade física e o esporte são, sem dúvida, promotores de práticas com essas características.

Este livro pioneiro chama nossa atenção para a prevenção e tratamento da depressão. Esta síndrome cada vez mais comum tem impacto devastador sobre a pessoa, seus familiares e a sociedade. Ela associa tristeza, perda do interesse e do prazer, alterações do apetite e do sono, falta de energia, cansaço, angústia e o que pudermos imaginar de pensamentos negativos sobre si e o mundo. Um dos tipos de sentimento negativo é a desesperança, o sofrimento parece eterno e sem saída, e a vida perde o sentido. Por isso, as síndromes depressivas estão relacionadas a taxas elevadíssimas de suicídio. Infelizmente, a depressão é uma doença que mata.

Este livro nos alerta para a importância de percebermos que uma pessoa está com depressão. Muitas vezes, a pessoa não percebe isso e sofre solitariamente. Esse apoio é fundamental para que a pessoa saiba que existe ajuda médica e psicológica. O livro mostra também como a prática do exercício físico protege, trata e promove a saúde, principalmente em relação à depressão.

Escrito por educadores físicos, médicos e fisioterapeutas que descrevem em detalhe os aspectos teóricos, biológicos e das neurociências que nos permitem compreender por que o exercício impacta a saúde mental; ensinam o que é a depressão, seus sintomas, características, impacto e tratamentos e detalham diversos programas terapêuticos baseados no exercício.

Um problema tão complexo e multifacetado como a depressão exigia há muito um trabalho multidisciplinar integrador. Esse é o grande mérito deste livro.

Francisco Lotufo Neto
Professor Associado da Faculdade de Medicina e do
Instituto de Psicologia da Universidade de São Paulo

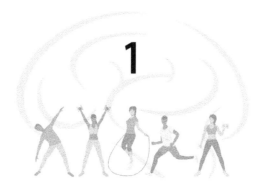

Exercício Físico na Prática Médica
Vida Saudável, Prevenção e Tratamento de Várias Patologias

Mauro Vaisberg • Tiago Leoni Capel • Juliana de Melo Batista dos Santos

A partir dos resultados obtidos em grande número de pesquisas largamente difundidas pelos meios de comunicação, o sedentarismo deve ser considerado um verdadeiro problema de saúde pública[1] e, ainda que a maior parte dos indivíduos esteja consciente da contribuição da atividade física para uma vida saudável, há uma grande distância entre essa consciência e a prática adequada[2].

Muitas vezes, as pessoas fazem afirmações sobre si próprias que, mesmo quando sinceras, não correspondem ao modo como se comportam no cotidiano. Quando se fala em exercícios físicos, dificilmente são encontradas opiniões que sejam contrárias à sua prática; no entanto, grande parcela da população não é capaz de aderir a programas regulares e continuados que promovam resultados positivos e gratificantes[2]. Esse panorama representa uma realidade que os profissionais da área da saúde, incluindo médicos, educadores físicos e eventualmente psicólogos, têm como um grande desafio[3].

Portanto, cientes da importância de seus propósitos, por iniciativa pessoal ou por meio de ações governamentais, esses profissionais devem auxiliar as pessoas que resistem à aquisição de hábitos de vida que exigem o abandono do sedentarismo. Entretanto, deve-se atentar para o fato de que, apesar de fundamentalmente iguais do ponto de vista da biologia, os seres humanos apresentam profunda diversidade no que tange à experiência psicológica, de modo que aquilo que pode representar uma alegria e satisfação para alguns causa sofrimento em outros[2], o que deve ser internalizado por todos aqueles que propõem a atividade física como ferramenta útil na promoção do bem-estar, pois para muitos o exercício, quando não bem orientado, pode ser fonte de profundo desconforto[4].

Se o objetivo do educador físico se resumisse ao ensino e à orientação na prática de exercícios apropriados à condição física de seus alunos, essa tarefa já seria por si de difícil realização. No entanto, as pessoas nem sempre agem de maneira racional e, mesmo quando de posse da informação correta, nem sempre saberão agir de modo prudente, buscando sensatamente o que lhes convém. Portanto, o conhecimento nem sempre é suficiente para estimular uma verdadeira transformação de hábitos, e o trabalho de conscientizar e orientar corretamente indivíduos para a prática de exercícios, visando à promoção e à manutenção da saúde ou como ferramenta terapêutica, deve ser encarado fundamentalmente como trabalho de equipe, contando com a contribuição de médicos, educadores físicos, fisioterapeutas e psicólogos[2].

Uma questão fundamental não é devidamente considerada por profissionais de saúde quando recomendam a prática do exercício: o uso do tempo pessoal. Tudo o que fazemos toma tempo pessoal, mas há medidas, como ingerir um medicamento, que podem ser cumpridas rápida e automaticamente, de maneira quase imperceptível para o próprio sujeito. Outras, como o exercício físico, vão exigir modificações na rotina que envolvem diretamente de que modo a pessoa preenche seu dia. Portanto, os gestores da saúde devem procurar incluir a atividade física na rotina do cidadão, tanto visando à promoção da saúde individual como em termos de saúde pública[2,4].

O funcionamento harmônico do organismo humano inclui a atividade física, seja em uma atividade estruturada na forma de exercícios físicos, seja como uma atividade integrada ao cotidiano do indivíduo, mas que provoque algum grau de estimulação dos sistemas musculoesquelético e cardiovascular. Entretanto, a organização da vida urbana empurra os indivíduos no sentido oposto e, em vez de períodos de atividade física intercalados com repouso, o que seria biologicamente considerado normal, são adotados grandes períodos de inatividade física. À falta de atividade física fisiológica se soma um grande número de estímulos estressores, induzindo uma resposta de estresse mantida e resultando no surgimento de doenças tanto psicossomáticas como orgânicas[4,5].

O exercício sempre provoca alterações da homeostase, contudo a resposta ao exercício crônico (treinamento) ou agudo (sessão única) difere bastante no que diz respeito aos estímulos estressores. O exercício agudo atua como estímulo estressor que provoca resposta de adaptação aguda por parte dos sistemas envolvidos, e seus efeitos cessam em curto período após o término da sessão. Por outro lado, em virtude de um planejamento que obedece ao princípio da sobrecarga, o exercício crônico, com seu efeito de treinamento, mesmo atuando como estímulo estressor, altera o limiar de resposta ao estímulo de modo a tornar o indivíduo mais tolerante aos estímulos estressores físicos[1].

■ ATIVIDADE FÍSICA E EXERCÍCIO FÍSICO

As expressões *atividade física* e *exercício físico* são muitas vezes usadas incorretamente como sinônimos. A Agência Nacional de Saúde conceitua atividade física como "qualquer movimento corporalmente produzido pela musculatura esquelética que resulte em gasto energético". Portanto, todas as ações motoras realizadas no cotidiano, como tarefas domésticas, subir escadas ou lavar o carro, são exemplos de atividade física e se encaixam na definição apresentada. Por outro lado, exercício físico é "um tipo de atividade física definido como o movimento corporal planejado, estruturado e repetitivo, realizado com o intuito de melhorar ou manter um ou mais componentes da aptidão física"[1,5]. Assim, para a garantia de melhores resultados e a segurança do praticante, os exercícios físicos devem ser prescritos por um profissional de educação física que os adequará a cada indivíduo, levando em conta suas características e condição física atual, informações que, na medida do possível, devem ser fornecidas por médico habilitado[4].

A prática de exercícios físicos não se resume ao treinamento de atletas ou à estética. Em virtude do aumento dos problemas de saúde ligados ao sedentarismo, a prática de exercícios se revela cada vez mais importante. Mais da metade das mortes registradas em todo o mundo (entre 55% e 60%) é causada por problemas relacionados com doenças cardiovasculares, diabetes, câncer e doenças respiratórias. No Brasil foi relatado um grande aumento da população de portadores de diabetes e hipertensão entre os anos de 1998 e 2008, atingindo níveis preocupantes e tornando-se importante problema de saúde pública[6]. Cabe lembrar que, nesses casos, os portadores dessas doenças seriam muito beneficiados pela adesão a programas de exercícios físicos bem orientados[3].

Sempre é válido salientar a importância do exercício tanto na prevenção como no tratamento de várias patologias. Em caso de engajamento em exercício com o objetivo de prevenção ou tratamento de doenças, é importante que o indivíduo passe por avaliação clínica e mantenha o acompanhamento médico e do educador físico[4].

■ PROGRAMAS DE EXERCÍCIOS

A metodologia utilizada para a aplicação dos exercícios deve ser considerada um dos principais fatores que vão determinar a aderência e os bons resultados ou a desistência da atividade prescrita. É importante seguir alguns princípios para alcançar o objetivo e promover maior segurança do praticante. A individualidade deve ser levada em conta em todos os programas de exercício, ou seja, idade, sexo, nível de aptidão física, histórico, características genéticas e antropométricas do aluno e eventuais alterações posturais, o que evitará a aplicação de sobrecargas inadequadas, de modo que o aluno possa sempre fazer exercícios que estejam dentro de suas possibilidades. Vale destacar que um exercício considerado muito leve para uma pessoa pode ser extremamente difícil para outra[1,4].

A relação entre volume e intensidade é outro fator determinante na prescrição. O volume está relacionado com os aspectos quantitativos e pode ser mensurado, por exemplo, em tempo, distância, número de repetições e séries, enquanto a intensidade implica os aspectos qualitativos da tarefa e pode ser exemplificada como o peso a ser utilizado em um exercício de musculação e a velocidade da corrida ou caminhada, bem como a inclinação do terreno. O volume e a intensidade são interdependentes, ou seja, é provável que um diminua quando há aumento da outra. O profissional deve saber aplicar esse princípio, adequando o tipo de exercício ao objetivo a ser alcançado[7].

Todos os programas de exercício devem acompanhar a evolução do aluno, ou seja, a carga de trabalho deve ser ajustada no decorrer do processo. Assim, quando o praticante apresenta melhora da condição física, o profissional deve seguir o princípio do aumento da carga, que pode ser de volume ou intensidade, ou mesmo a diminuição dos intervalos ou do tempo entre as sessões, sempre levando em conta o foco estabelecido para cada situação[7].

Um fator determinante no processo de prescrição, e que deve ser respeitado para que sejam obtidos melhores resultados, consiste no conceito de supercompensação. Após uma sessão de exercícios sempre ocorre desgaste do aparelho locomotor e das reservas metabólicas que participam na produção dos movimentos. No período em que o indivíduo está se recuperando desse desgaste, por meio de descanso e alimentação, as condições orgânicas tendem a superar a condição anterior. Por esse motivo é importante estabelecer, entre as sessões, um tempo de descanso adequado a cada tipo de exercício. Caso esse tempo seja insuficiente, o aluno pode apresentar sintomas de excesso de treinamento e o exercício, além de se tornar ineficaz, pode acarretar uma série de alterações físicas, como cansaço e fadiga, e emocionais[7].

■ PRÁTICAS DE EXERCÍCIO PARA PACIENTES COM DOENÇAS CLÍNICAS

De acordo com as recomendações da Associação Americana de Diabetes (2008), os diabéticos se beneficiam da prática semanal de pelo menos 150 minutos de exercício aeróbio de moderada intensidade (50% a 70% da frequência cardíaca máxima). A prática de exercícios resistidos é recomendada, assumindo recentemente importância comparável à dos exercícios aeróbios. Os pacientes com diabetes costumam apresentar baixa aptidão cardiorrespiratória em razão da inatividade física, obesidade ou comorbidades. No entanto, quando os diabéticos com estilo de vida ativo são comparados com aqueles com estilo de vida sedentário, é possível verificar que os praticantes de atividade física regular exibem perfil hemodinâmico, atividade antioxidante e metabolismo mais preservados em relação aos sedentários[8-11].

O exercício moderado de longa duração facilita a entrada de moléculas de glicose na célula devido à alta requisição de energia pelo músculo em atividade. Isso acontece porque o transportador de glicose no músculo (GLUT-4) é ativado durante o exercício, favorecendo a captação de glicose e sendo, em consequência, a forma mais fisiológica de tratar a hiperglicemia associada ao diabetes. Ainda que o GLUT-4 tenha sua regulação basicamente mediada por insulina, a contração muscular obtida com o treinamento modula a expressão de GLUT-4 independentemente da ação desse hormônio, sendo, portanto, fundamental na terapia tanto de resistência à insulina como de indivíduos com deficiência de produção. Embora a maior parte das pesquisas sobre esse assunto seja focada no exercício aeróbio, o treino de força também pode influenciar o transporte de glicose pela membrana da célula muscular em função do aumento na massa muscular e, por conseguinte, da expressão do receptor para glicose[12].

A melhora promovida pelo exercício está bem documentada em pacientes com hipertensão arterial. Uma sessão isolada de exercícios é o bastante para promover a diminuição da pressão, o que pode durar horas. O treinamento provoca queda da pressão arterial por meio de vários mecanismos, entre os quais é possível citar a vasodilatação periférica e a diminuição do tônus simpático. Um mecanismo que vem sendo estudado mais recentemente está relacionado com a secreção de óxido nítrico pelo endotélio. Essa substância tem ação hipotensora por ser um potente vasodilatador, diminuindo a resistência periférica, de modo que a prática de exercício físico como terapia contribui de maneira importante no controle e prevenção da hipertensão arterial, devendo, porém, ser aplicada com muito cuidado e critério, pois o aumento excessivo da intensidade pode ter efeitos indesejados[11,13].

Para os hipertensos, o Colégio Americano de Medicina do Esporte recomenda exercícios aeróbios com 40% a 60% da reserva do consumo de oxigênio (VO_2res) por mais de 30 minutos na maioria dos dias (de preferência todos os dias) da semana, suplementados pelo treinamento de força. Segundo as diretrizes brasileiras de hipertensão (2007), o exercício aeróbio deve ter a intensidade de 50% a 70% (sedentários) ou 60% a 80% (condicionados) da reserva da frequência cardíaca (RFC). Quanto aos exercícios de força, as diretrizes recomendam exercícios com sobrecarga de até 50% a 60% de uma repetição máxima[11,13].

Em hipertensos dos estágios 1 e 2, 30 a 60 minutos de exercício aeróbio a 50% do VO_2máx estimado parecem ser suficientes para reduzir as pressões sistólica (PAS) e diastólica (PAD) após 8 semanas de treinamento. A magnitude de redução na PAS aumenta com a prática por 61 a 90 minutos, mas para a PAD não são encontradas diferenças na duração do treino a partir de 30 a 60 minutos. Evidências sugerem que o treinamento diário é mais eficiente do que o treino apenas três vezes e que treinar a 40% a 50% do VO_2máx não parece ser menos eficiente que a 70%[11,13].

Estudos recentes demonstraram que as doenças metabólicas não são mais uma exclusividade do universo adulto. Nos últimos anos foi registrado um aumento crescente dessas doenças entre as crianças e os adolescentes. Maus hábitos alimentares associados ao sedentarismo são a principal causa de aumento da prevalência de obesidade, hipertensão e altas taxas de colesterol. Além disso, estudos revelam que as taxas de doenças cardiovasculares entre adultos que foram crianças e adolescentes obesos também atingem níveis preocupantes[14].

No Brasil, esse fenômeno vem sendo amplamente estudado, e os resultados não são animadores. Os jovens assumem cada vez mais um comportamento sedentário com hábitos inadequados de alimentação. O estilo de vida adotado por essa população de indivíduos não é compatível com a manutenção de uma boa saúde. As brincadeiras tradicionais e os passeios de bicicleta, entre outros hábitos saudáveis, vêm perdendo espaço para atividades que exigem menor gasto energético com consequências graves para a composição corporal e o perfil metabólico dessas crianças[15,16].

Outra consequência importante do sedentarismo na juventude é sua relação com problemas emocionais. As mudanças na composição corporal provocadas pela falta de exercício acarretam o acúmulo de tecido adiposo. Estudos têm demonstrado que os adolescentes com excesso de peso apresentam tendência maior de desenvolver distúrbios emocionais. A insatisfação com o próprio corpo é uma das principais queixas, especialmente entre as meninas. Isso deixa evidente que o sedentarismo provoca graves consequências desde muito cedo na vida do ser humano. Além disso, o excesso de gordura corporal produz maior quantidade de leptina, acelerando o processo de maturação biológica, principalmente em meninas[17-19].

O exercício também atua no metabolismo do tecido ósseo, tanto na prevenção como no tratamento da osteoporose. A sobrecarga no tecido ósseo estimula a ativação de osteoblastos, células responsáveis pela produção desse tecido. Quando a atividade dos osteoblastos supera a dos osteoclastos, células que absorvem tecido ósseo, ocorre aumento da densidade do osso, de modo que o exercício é um dos principais determinantes da massa óssea na idade adulta, o que será fundamental para a ocorrência ou não de osteoporose no idoso[11,20,21].

Os exercícios resistidos, como musculação e os que se utilizam de sobrecarga externa, são indicados nesses casos, principalmente para a população mais idosa. Esses exercícios promovem sobrecarga sobre o aparelho locomotor sem impacto e são considerados seguros e eficientes. No entanto, a metodologia adotada e a sobrecarga devem ser sempre adequadas às características do praticante. Para iniciantes, independentemente da idade, deve-se estabelecer um período de adaptação aos exercícios. É importante que o iniciante passe por esse processo para melhorar sua propriocepção e cumpra os estágios de aprendizagem do movimento. O professor deve oferecer oportunidades para que seu aluno corrija a execução dos exercícios tanto a partir de sua própria percepção (*feedback* intrínseco) como também ao disponibilizar informações importantes ao executante quanto à manifestação do movimento (*feedback* extrínseco)[11,20,21].

■ EXERCÍCIO FÍSICO E DEPRESSÃO

A depressão é uma doença comum e incapacitante que afeta mais de 100 milhões de pessoas no planeta. Seu tratamento consiste no uso de medicamentos antidepressivos ou em psicoterapia; entretanto, verifica-se um interesse crescente em terapias alternativas, sendo o exercício sugerido como tratamento em casos leves ou como terapia adjuvante, aplicada em conjunto com métodos mais bem estabelecidos. Ainda que não tenha sido estabelecido consenso sobre esse tema, vários artigos têm sido publicados sobre essa prática[22].

Estudos com homens e mulheres de todas as faixas etárias relataram importante diminuição dos sintomas depressivos após a realização de sessões agudas ou crônicas de exercícios físicos. Esses achados estabeleceram uma correlação positiva entre a atividade física e a melhora da depressão. A taxa de recuperação dos pacientes mais sintomáticos aumentava quando eles eram submetidos a níveis maiores de atividade física. Os pacientes que conseguiram manter algum tipo de atividade física regular 1 ano após o término de determinado programa de treinamento físico apresentaram escores menores de depressão em comparação aos sedentários. Os resultados obtidos com os exercícios possibilitaram até mesmo a comparação da efetividade dessa prática com a de outras modalidades de terapia para sintomas depressivos leves e moderados[23].

A maioria dos estudos reforça a importância dos exercícios aeróbicos no tratamento da depressão, embora alguns autores considerem, de modo não consensual, que os efeitos antidepressivos dos exercícios de força são igualmente eficazes[22,23].

Embora não estejam bem estabelecidos o tipo, a frequência, a intensidade e a duração ideais, sugere-se que os programas de exercícios aeróbicos sejam conduzidos de modo a atingir 60% a 70% da frequência cardíaca máxima para o indivíduo, com 30 a 40 minutos de duração, e que sejam praticados de três a cinco vezes por semana. Essas recomendações se assemelham às publicadas pelo Colégio Americano de Medicina do Esporte[22,23].

De maneira geral, a prática regular de exercícios físicos promove benefícios em caso de várias doenças crônicas, degenerativas e mentais, o que aumenta a responsabilidade de médicos, educadores físicos e outros profissionais da saúde no encaminhamento, orientação e acompanhamento dos indivíduos que podem se beneficiar dessa prática para controle ou prevenção de doenças[2,3].

Referências

1. Vaisberg TMJA, Machado MCL, Ambrósio FF. O aluno desmotivado como desafio ao educador físico. In: Vaisberg M, Mello MT. Exercícios na saúde e na doença. São Paulo: Manole, 2010: 7-13.
2. Costa Rosa LFBP, Vaisberg M. O médico e a orientação de exercícios. In: Vaisberg M, Costa Rosa LFBP, Mello MT. O exercício como terapia na prática médica. São Paulo: Artes Médicas, 2005: 1-5.
3. Lotufo R, Vaisberg M. A avaliação clínica do paciente e a prescrição do exercício. In: Vaisberg M, Costa Rosa LFBP, Mello MT. O exercício como terapia na prática médica. São Paulo: Artes Médicas, 2005: 21-7.
4. Agência Nacional de Saúde Suplementar (Brasil). Manual técnico para promoção da saúde e prevenção de riscos e doenças na saúde suplementar / Agência Nacional de Saúde Suplementar (Brasil). 4. ed. rev. e atual. Rio de Janeiro: ANS, 2011. 244p.
5. Freitas LRS, Garcia LP. Evolução da prevalência do diabetes e deste associado à hipertensão arterial no Brasil: análise da Pesquisa Nacional por Amostra de Domicílios, 1998, 2003 e 2008. Epidemiol Serv Saúde, Brasília, 2012; 21(1):7-19.

6. Mello MT, Stella SG, Antunes HK. Noções sobre atividade física e exercício físico, aspectos gerais. In: Vaisberg M, Costa Rosa LFBP, Mello MT. O exercício como terapia na prática médica. São Paulo: Artes Médicas, 2005.
7. Coelho CF, Burini RC. Atividade física para prevenção e tratamento das doenças crônicas não transmissíveis e da incapacidade funcional. Rev Nutr 2009; 22(6):937-46.
8. Oliveira C, Simões M, Carvalho J, Ribeiro J. Combined exercise for people with type 2 diabetes mellitus: A systematic review. Diabetes Res Clin Pract 2012 Sep 13.
9. Sanz C, Gautier JF, Hanaire H. Physical exercise for prevention and treatment of type 2 diabetes. Diabetes Metab 2010; 36(5):346-51.
10. Guilherme JPLF, Brito RP, Ortiz M. Prescrição do exercício e treinamento físico para populações especiais: diabetes, hipertensão arterial e osteoporose. In: Vaisberg M, Mello MT. Exercícios na saúde e na doença. São Paulo: Manole, 2010.
11. MacLean PS, Zheng D, Dohm GL. Muscle glucose transporter (GLUT 4) gene expression during exercise. Exerc Sport Sci Rev 2000; 28(4):148-52.
12. Buglia S, Canalez M. Hipertensão arterial sistêmica. In: Vaisberg M, Mello MT. Exercícios na saúde e na doença. São Paulo: Manole, 2010: 141-54.
13. Kelley GA, Kelley KS. Aerobic exercise and lipids and lipoproteins in children and adolescents: A meta-analysis of randomized controlled trials. Atherosclerosis 2007; 191(2):447-53.
14. Short K, Blackett P, Gardner A, Copeland K. Vascular health in children and adolescents: effects of obesity and diabetes. Vascular Health and Risk Management 2009; 5:973-90.
15. McMurray RG, Bangdiwala SI, Harrell JS, Amorim LD. Adolescents with metabolic syndrome have a history of low aerobic fitness and physical activity levels. Dynamic Medicine 2008; 7:5.
16. Castilho SD, Pinheiro CD, Bento CA, Barros-Filho A de A, Cocetti M. Secular trends in age at menarche in relation to body mass index. Arquivos brasileiros de Endocrinologia e Metabologia 2012; 56(3):195-200. Epub 2012/06/06. Tendência secular da idade da menarca avaliada em relação ao índice de massa corporal.
17. Bastos JP, Araujo CL, Hallal PC. Prevalence of insufficient physical activity and associated factors in Brazilian adolescents. Journal of Physical Activity & Health 2008; 5(6):777-94. Epub 2009/01/24.
18. Deng F, Tao FB, Wan YH, Hao JH, Su PY, Cao YX. Early menarche and psychopathological symptoms in young Chinese women. J Womens Health (Larchmt) 2011; 20(2):207-13.
19. Nikander R, Sievänen H, Heinonen A, Daly RM, Uusi-Rasi K, Kannus P. Targeted exercise against osteoporosis: A systematic review and meta-analysis for optimising bone strength throughout life. BMC Med 2010; 21(8):47.
20. Garrison D. Osteoarthritis, osteoporosis, and exercise. Workplace Health Saf 2012; 60(9):381-3.
21. Rimer J, Dwan K, Lawlor DA, Greig CA, McMurdo M, Morley W, Mead GE. Exercise for depression. Editorial Group: Cochrane Depression, Anxiety and Neurosis Group. Published Online: 11 Jul 2012 DOI: 10.1002/14651858 23-
22. Blay SL, Kaio M. Transtornos mentais e atividade física. In: Vaisberg M, Costa Rosa L F BP, Mello MT. O exercício como terapia na prática médica. São Paulo: Artes Médicas, 2005: 131-7.

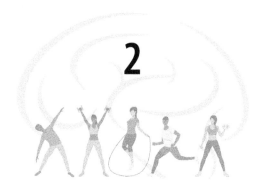

Exercício Físico, Biota e Humor

Antonio Herbert Lancha Junior • Luciana Pereira Lancha

■ INTRODUÇÃO

Todos certamente já experimentaram situações de estresse que acarretaram alterações na funcionalidade do estômago, como perda do apetite, gastrites e até mesmo úlceras. Não obstante, o intestino também pode se manifestar por meio de constipação ou diarreia associadas ao estresse, em decorrência da secreção de cortisol pelas glândulas suprarrenais. Esse hormônio age diretamente no intestino, alterando sua motilidade e promovendo, cronicamente, resistência ao próprio cortisol. Com isso haverá a elevação crônica da concentração circulante de cortisol e o agravamento das consequências do cortisol sobre o intestino.

A atividade física aeróbica promove a redução da secreção do fator adenocorticotrófico (ACTH), que controla a secreção de cortisol pela suprarrenal, com a consequente reversão desses fatores, promovendo redução da secreção de cortisol e mitigando as consequências do estresse ou até a reversão dessas consequências. Esse efeito modifica a população de bactérias intestinais, fazendo com que o estresse beneficie as bactérias patogênicas e reduza as bactérias comensais não patogênicas.

■ O INTESTINO E O HUMOR

"Ele está enfezado."

Diversas são as informações sobre a origem dessa frase e seu significado. De qualquer modo, ela descreve um indivíduo cheio de fezes e que, por consequência, apresenta comprometimento do humor. Os estágios de estresse deflagram manifestações distintas sobre o intestino. A secreção elevada de adrenalina promove redução da motilidade intestinal e constrição dos esfíncteres, o que por si só determina menor velocidade de trânsito intestinal e modificação das bactérias presentes no intestino. Um efeito é a lesão da mucosa com a consequente inflamação intestinal.

Diversos são os fatores envolvidos na inflamação intestinal, como alteração de colônia bacteriana intestinal, fatores circulatórios com a elevação de citocinas pró-inflamatórias e redução dos fatores anti-inflamatórios. A alteração dos fatores circulantes pró e anti-inflamatórios está diretamente relacionada com os mecanismos de alteração do humor.

Agudamente, a atividade física promove redução do fluxo circulatório para o aparelho digestório, alterando a disponibilidade de nutrientes e o aporte de oxigênio, o que acarreta a elevação da população de bactérias anaeróbias e a acidificação do meio, resultando em um ambiente hostil para as bactérias patogênicas.

■ ATIVIDADE FÍSICA E HUMOR

A atividade física promove ganhos para a saúde já conhecidos e por mecanismos distintos, passando da bioquímica à alteração da composição das bactérias intestinais.

O primeiro item a ser destacado consiste na associação de diversas fontes energéticas durante o exercício e em suas consequências sobre as alterações emocionais. Com a contração da musculatura, glicose, ácidos graxos e aminoácidos são retirados como fonte energética da circulação sanguínea. A alteração dessas fontes energéticas compromete o equilíbrio desses nutrientes na circulação. À medida que a atividade se prolonga, ocorre a redução das concentrações de glicogênio muscular e hepático. Desse modo, a atividade das enzimas que degradam aminoácidos é estimulada na célula muscular. Com isso os aminoácidos de cadeia ramificada (leucina, isoleucina e valina) são consumidos pelo músculo e é reduzida sua concentração circulante. A utilização de aminoácidos de cadeia ramificada – leucina, isoleucina e valina – pela musculatura modifica o equilíbrio competitivo entre esses aminoácidos com o triptofano na barreira hematoencefálica. O triptofano, em maior disponibilidade circulante, é por sua vez captado pelo sistema nervoso central, servindo de substrato para a síntese de serotonina. A relevância da serotonina na regulação positiva do humor é bem conhecida, e esse mecanismo explica a associação positiva entre atividade física prolongada e a melhora do estado emocional, com ênfase nos casos de depressão, nos quais a menor concentração de serotonina hipotalâmica é apontada como gatilho nesse processo.

Outro ponto que merece destaque é a elevação das concentrações de ácidos graxos livres (AGL) na circulação. Os AGL ligam-se à albumina circulante, aumentando a proporção do triptofano, que também está ligado à albumina, livre na circulação. Com isso haverá uma situação favorável à captação de triptofano pelo hipotálamo, onde ele será convertido à 5-hidroxitriptamina (serotonina). Assim é evidenciada a ação promotora de maiores concentrações de serotonina em decorrência do exercício aeróbico moderado e prolongado, o que propicia a aquisição de ganhos emocionais consideráveis para o indivíduo, valendo-se desses dois mecanismos: maior concentração de AGL e menor concentração de aminoácidos de cadeia ramificada.

■ ATIVIDADE FÍSICA E FUNCIONALIDADE INTESTINAL

O exercício aumenta de maneira aguda a atividade simpática ao promover a secreção de adrenalina. Esse fenômeno prepara o organismo para se adaptar ao desequilíbrio metabólico/energético causado pela atividade física. Cronicamente o exercício promove, na situação de repouso, menor atividade do sistema simpático, alterando a motilidade intestinal e relaxando os esfíncteres. Com isso o trânsito intestinal de um indivíduo ativo tende a ser mais rápido, quando comparado ao de um sedentário. A alteração no trânsito intestinal está diretamente associada à mudança das bactérias intestinais. Artigo recente de Blachier e cols. (2018) apresenta um modelo que explica como esse efeito promove maior produção de citocinas anti-inflamatórias (IL-10) e reduz a de pró-inflamatórias, como a IL-6 e o fator de necrose tumoral alfa (TNF-α). Sistemicamente ocorrerão alterações nas inflamações crônicas (Figura 2.1).

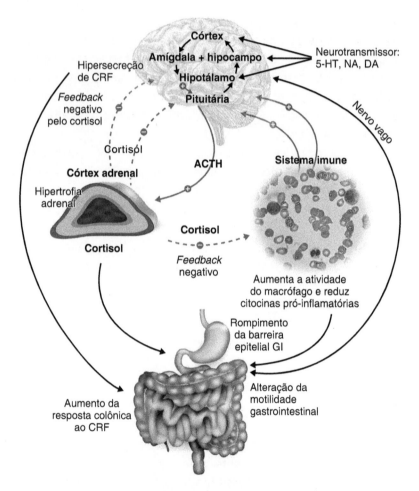

Figura 2.1 ■ Representação esquemática dos possíveis mecanismos envolvidos na atividade física e na funcionalidade e regulação das bactérias intestinais.

Outro ponto relevante é representado pela maior produção de ácidos graxos de cadeia curta (AGCC) – butirato, propionato – nas pessoas fisicamente ativas. Essa alteração favorece a presença de bactérias comensais e a redução das patogênicas. Além disso, em indivíduos fisicamente ativos é maior a proporção de ácidos graxos biliares primários com potente ação antimicrobiana e há a elevação de ácido cólico, que promoverá, entre outras ações, a elevação da relação firmicutes/bacteroidetes.

É possível que o aparelho digestório, assim como as bactérias intestinais, afete o humor e a cognição, entre outros aspectos? Sim, os microrganismos presentes no intestino influenciam diretamente o eixo hipotálamo-pituitária-adrenal (HPA), assim como o sistema imunitário, e não surpreende que eles possam estar conectados com estados emocionais, como a depressão (Dinan & Cryan, 2013).

Como resultado desse conjunto de fatores, a resposta inflamatória intestinal promoverá mudança na motilidade do intestino e, em consequência, haverá maior resposta vagal e estressora. Essa, por sua vez, acarretará maior secreção de cortisol. Com isso ocorrerá a redução da sensibilidade dos receptores de cortisol, promovendo um *feedback* positivo sobre a suprarrenal e aumentando ainda mais a secreção de cortisol. A elevação de cortisol causará imunodepressão, aumentando a secreção de citocinas pró-inflamatórias que, por sua vez, comprometerão as barreiras epiteliais do intestino, elevando a permeabilidade dessas barreiras (Figura 2.2) (Dynan & Cryan, 2013).

Os efeitos da atividade física crônica ou aguda, moderada ou intensa sobre a saúde intestinal podem ser diferenciados. O treinamento e a intensidade do esforço favorecem algumas famílias e espécies de bactérias. Petriz e cols. demonstraram a correlação inversa entre a intensidade do esforço e a família Clostridiaceae/Bacteroideae e o gênero *Ruminococcus*, bem como uma correlação direta com a Oscillospira. O exercício aeróbico prolongado e de elevada intensidade favorece a proliferação de bactérias anaeróbias e acidóticas provavelmente em razão da menor circulação sanguínea intestinal e do menor aporte de oxigênio no intestino. Esse efeito promove a redução das bactérias patogênicas, uma vez que a diminuição do pH intestinal age de maneira positiva nesse mecanismo de ação ao promover a proliferação de bactérias produtoras de butirato.

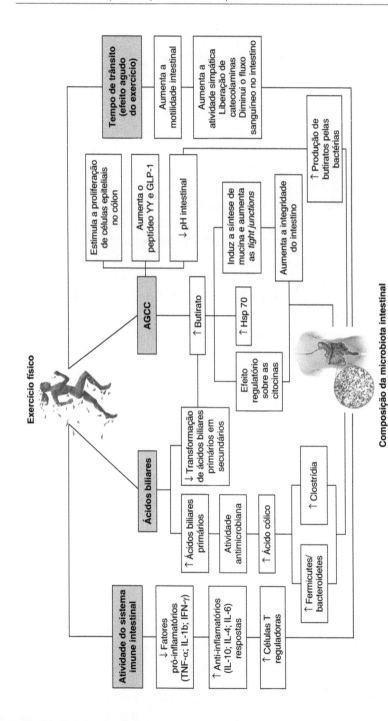

Figura 2.2 ■ Esquema ilustrativo da relação entre estresse e depressão no eixo intestino-cérebro. (Dynan & Cryan, 2013.)

■ FATORES QUE AFETAM A BIOTA

A população de bactérias intestinais presente no corpo humano está relacionada com diversos fatores, como o tipo de parto. Isso é bem estabelecido, uma vez que o parto natural coloca, logo ao nascimento, o aparelho digestório do bebê em contato com o canal vaginal materno, o que não ocorre no parto por cesárea. O aleitamento também determina a composição das bactérias intestinais. Crianças submetidas ao aleitamento materno exclusivo apresentam uma população de bactérias intestinais mais resiliente à alimentação externa e ao uso de antibióticos. Isso significa que o intestino recupera com mais rapidez sua flora quando eventualmente afetado por fatores externos na vida adulta (Carvalho-Ramos e cols., 2018).

Para dar uma ideia a respeito dessa variável, crianças alimentadas em regiões do Brasil de nível socioeconômico mais baixo apresentaram quantidade maior de *Escherichia* e menor de *Staphylococcus* aos 12 meses de vida (Taddei e cols., 2014).

Outro ponto relevante na formação da flora intestinal se refere ao local em que se vive e à alimentação adotada. Essas variáveis poderão determinar mudança no padrão bacteriano inicial que, com o retorno ao hábitat de origem, retomará seu padrão habitual.

■ INTEGRAÇÃO DOS FATORES

Como se pode verificar, são inúmeras as variáveis que determinarão a estrutura e o funcionamento do intestino e suas interfaces com o restante do organismo. A atividade física e a alimentação são atores que desempenham papéis fundamentais na integridade, recuperação da funcionalidade e integração com o restante do corpo humano.

Como descrito previamente, é possível modular positivamente as questões emocionais por meio da atividade física moderada e prolongada, auxiliando a síntese de serotonina pelos mecanismos metabólicos da relação com aminoácidos de cadeia ramificada e a disponibilidade de albumina circulante.

Como uma via de mão dupla, o estresse atua diretamente sobre o intestino via secreção de cortisol. Essa secreção, quando crônica, promove resistência ao próprio cortisol, agravando os efeitos sobre o intestino e o organismo como um todo. A atividade física reduz essa ação estressora, além de promover outras que protegem a saúde do intestino, como a produção de citocinas anti-inflamatórias, de AGCC e de sais biliares primários.

Vale ressaltar que, ao contrário do exercício regular moderado, a atividade física de alta intensidade pode causar a ruptura do epitélio intestinal e na função da barreira em virtude do estresse físico e psicológico produzido tanto pela alta carga de treinamento como pela intensidade do exercício.

■ CONSIDERAÇÕES FINAIS

A atividade física desempenha papel fundamental no controle e funcionalidade intestinal. Por sua vez, o intestino está intimamente ligado aos fatores emocionais, os quais agem sobre ele e também recebem suas consequências. Por ser a variável mais efetiva e sob o controle total do praticante, a atividade física é considerada o meio mais efetivo de modulação do humor e das questões associadas ao comportamento. Por isso, a atividade física programada, com suas variáveis de intensidade, duração e frequência controladas, se manifesta como ator principal na interface do eixo hipotálamo-músculo-pituitária-adrenal. O exercício físico é uma variável interveniente de grande efetividade no que tange à melhora da funcionalidade intestinal e da modulação do humor.

Referências

Carvalho-Ramos II, Duarte RTD, Brandt KG, Martinez MB, Taddei CR. Breastfeeding increases microbial community resilience. J Pediatr 2018; 94(3):258-67.

Costa AV, Leite G, Resende A, Blachier F, Lancha Jr AH. Exercise, nutrition and gut microbiota: Possible links and consequences. Int J Sports Exerc Med 3:069. Review Article | Volume 3, Issue 4, 2017.

Dinan TG, Cryan JF. Brain-gut-microbiota axis and mental health. Psychosom Med 2017 Oct; 79(8):920-6.

Taddei CR, Oliveira FF, Duarte RTD et al. High abundance of Escherichia during the establishment of fecal microbiota in Brazilian children. Microbial Ecology 2014; 67(3):624-34.

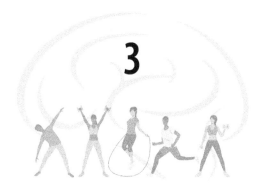

História, Conceitos e Epidemiologia da Depressão nas Diversas Fases da Vida

Bruno Lima Alves • Ricardo Alberto Moreno

■ HISTÓRIA

As descrições a respeito da depressão e dos transtornos mentais associados remontam à Antiguidade (documentos egípcios e sumérios que datam de 2.600 a.C.). No entanto, foram Hipócrates (460-370 a.C.) e seus discípulos que iniciaram o estudo sistemático dessas condições e introduziram o termo *melancolia* para descrever os sintomas e explicar fisiologicamente sua origem. A escola hipocrática tentou relacionar o equilíbrio de supostos quatro humores (sangue, bile amarela, bile negra e fleuma) ao temperamento e à personalidade e esses à propensão ao desenvolvimento de uma das quatro doenças (mania, melancolia, *frenite* e paranoia). É interessante que Hipócrates tenha considerado a duração dos sintomas como um critério diagnóstico para a melancolia, ao afirmar em um de seus aforismos (o 23º) que, "se a tristeza persiste, então é melancolia".

Mais tarde, autores eminentes da Antiguidade (Areteus da Capadócia e Galeno, entre outros) continuaram a usar o termo *melancolia* e se aprofundaram no estudo da sintomatologia e das causas e na definição de transtornos relacionados. A essência da visão tradicional da melancolia foi mantida durante muito tempo depois da Idade Média. Em 1621, a publicação da *Anatomia da Melancolia*, de Robert Burton, além de apresentar uma excelente descrição dos sentimentos de um doente, oferecia uma revisão informativa dos conceitos prevalentes sobre a natureza da doença na época.

O termo *melancolia* se manteve como o único especificador para a disposição e o humor mórbidos, até que Kraepelin, no fim do século XIX, introduziu a expressão *depressão maníaca* para separar nosologicamente os transtornos do humor da demência precoce, conhecida como esquizofrenia após Bleuler.

A oitava revisão da Classificação Internacional de Doenças, Ferimentos e Causas de Morte (CID-8), da Organização Mundial da Saúde (OMS), indicou o início de um esforço sistemático em nível internacional para o desenvolvimento de um sistema unificado de diagnóstico e classificação dos transtornos mentais que proporcione diretrizes diagnósticas que possam informar tratamentos e decisões de manejo. Apesar dos avanços apresentados na nona revisão (CID-9), ambos os sistemas limitavam suas diretrizes diagnósticas a descrições narrativas que não enriqueceram particularmente a confiabilidade diagnóstica dos transtornos mentais.

O mesmo pode ser dito das primeiras duas edições do Manual Diagnóstico e Estatístico (DSM), da Associação Psiquiátrica Americana (APA), que, além da apresentação narrativa de sintomas, pretendia associar características clínicas a mecanismos psicopatológicos. O advento do DSM-III, em 1980, marcou a era contemporânea do diagnóstico e classificação dos transtornos mentais. Cada categoria diagnóstica recebeu uma definição operacional estritamente descritiva e "neutra", o que aumentou de maneira substancial a confiabilidade diagnóstica. As revisões subsequentes (DSM-III-R e DSM-IV) se basearam na extensa experiência derivada da aplicação do DSM-III. Uma característica adicional da edição (DSM-IV, DSM-5)[1] é ter sido inicialmente delineada de modo a ser compatível com a décima revisão da Classificação dos Transtornos Mentais e de Comportamento da OMS (CID-10)[2,3]. Essa é estruturada em formato alfanumérico e é produto de quase 10 anos de deliberações e estudos de campo[4]. A quinta revisão do DSM compartilha objetivo mais amplo de harmonizar o máximo possível, junto com a CID-11, as duas classificações[1]. No DSM-5, os transtornos depressivos foram classificados separadamente do transtorno bipolar com o intuito de, além de facilitar o diagnóstico clínico e seu tratamento, estabelecer a noção de doenças separadas.

■ CONCEITOS

De modo geral, refere-se ao termo *depressão* como um estado emocional normal, mas também é possível que ele designe um sintoma associado a outras doenças (p. ex., ao mal-estar geral provocado pela gripe) ou se aplique a uma série de sinais e sintomas que caracterizam o transtorno depressivo (veja o Capítulo 5). Dentre as manifestações clínicas, é importante identificar três aspectos nucleares ao diagnóstico que independem da gravidade da depressão: humor depressivo e/ou perda de interesse e motivação com prejuízo da capacidade hedônica, redução nos níveis de energia ou lentificação psicomotora. Outras características incluem a necessidade de haver a presença de vários sintomas (pelo menos cinco) para caracterizar o episódio depressivo, e os sintomas devem estar presentes a maior parte do tempo por pelo menos 2 semanas, sendo reconhecidos como diferentes do estado habitual da pessoa e/ou representando uma mudança do funcionamento prévio.

O humor é polarizado para depressão ou irritável com anedonia (prejuízo da capacidade de sentir alegria e prazer) e perda da reatividade a estímulos positivos. Sentimentos depressivos são predominantemente negativos e sofridos (por exemplo, baixa autoestima, culpa, desesperança, falta de inteligência, tristeza, apatia, ansiedade, tédio, falta de sentido etc.). Às vezes, o deprimido sente predominantemente apatia e perde a motivação. O pensamento costuma estar lento, comprometendo o raciocínio, a capacidade de concentração (diminui a atenção) e, consequentemente, a memorização (retenção e evocação de eventos). Pode haver latência de respostas.

As ideias são de conteúdo negativo (por exemplo, pessimismo, culpa, falta de sentido, ruína, ideias de menos-valia, doença, morte e suicídio). As preocupações se tornam exageradas e são criados problemas. A psicomotricidade como um todo fica reduzida e há diminuição da energia mental e física; aparecem queixas de fadiga, sonolência (sensação de torpor) e necessidade de mais esforço para realizar atividades. O oposto desse estado, inquietação ou agitação psicomotoras, também pode ocorrer, assim como sintomas ansiosos psíquicos (medroso, preocupado ou antecipando desfechos negativos) ou somáticos (taquicardia, sudorese, inquietação). Independentemente da redução de energia, a volição está comprometida: ocorrem diminuição da vontade e do ânimo e perda de iniciativa para realizar atividades antes habituais.

Em geral, a crítica acerca da doença está preservada, porém a realidade é distorcida para o negativo; passado, presente e futuro são sentidos e interpretados de modo pessimista, e eventos positivos são desvalorizados. Na depressão com especificador psicótico (forma grave do transtorno depressivo), as ideias depressivas (pecado, pobreza, culpa, doença etc.) não são mais passíveis de argumentação lógica. Nesse caso, também surgem alterações de sensopercepção, como alucinações auditivas ou visuais.

As depressões são acompanhadas de alterações nos biorritmos (ritmos circadianos e ultradianos em alguns casos) e sintomas vegetativos (sono, apetite, libido). O humor pode exibir variação circadiana, piorando de manhã e melhorando após algumas horas ou cursando com piora vespertina. Pode haver inapetência ou aumento de apetite, bem como perda ou ganho de peso; o sono do deprimido não é reparador, independentemente do tipo de insônia – inicial, intermediária, terminal (despertar precoce, 2 horas antes do horário habitual) ou hipersonia. Com frequência surgem sintomas físicos ou dolorosos, além de diminuição ou perda do desejo sexual, disfunção erétil ou ejaculação precoce[6].

■ TRISTEZA NORMAL *VS.* HUMOR DEPRIMIDO

O humor deprimido como ingrediente essencial da depressão patológica (mórbida) tem seu equivalente na resposta emocional de praticamente todos os indivíduos normais quando confrontados por perdas, rejeições, adversidades e vicissitudes da vida. Tristeza, decepção, mau-humor, negativismo, infelicidade e mesmo desespero são experiências humanas universais.

Em que essas emoções normais diferem das alterações clinicamente significativas de humor do paciente deprimido? Existe uma linha que demarca os sentimentos normais em relação aos anormais ou as fronteiras entre eles são imprecisas e praticamente inexistentes? Intensidade (medida pelo número de sintomas) e duração mínimas dos sintomas são necessárias para diferenciar os estados de humor normais dos anormais. O impacto do humor deprimido no funcionamento social, adotado pelo DSM-5 como critério adicional, pode não ser quantitativamente tão válido quanto os outros dois critérios, uma vez que variáveis socioculturais parecem interferir nas relações interpessoais e no funcionamento social do indivíduo.

A abordagem quantitativa também se reflete nas várias escalas de mensuração de depressão existentes e que são amplamente utilizadas. Entretanto, essa abordagem, que vê o humor deprimido como distinto da tristeza normal com um conteúdo experiencial diferente, pode ser difícil de validar, uma vez que estados subjetivos de sentimentos só podem ser parcialmente comunicados e avaliados com objetividade.

A proximidade entre a tristeza normal e o humor deprimido pode explicar por que os pacientes deprimidos não costumam buscar ajuda até que sua condição se deteriore e se torne insuportável. Isso também explica por que os deprimidos não são reconhecidos facilmente como pacientes em sofrimento por seus familiares e amigos. As queixas do paciente a respeito de seus sentimentos dolorosos muitas vezes são interpretadas pelos outros como uma reação excessiva, mas ainda normal, que eles mesmos já experimentaram em suas vidas.

Na depressão grave pode não ser difícil distinguir os estados de humor normais dos anormais. Além das perturbações do humor, as características distintivas habitualmente citadas na literatura incluem comprometimento do funcionamento corporal e sintomas vegetativos (perturbações do sono, da alimentação e sexuais), desinteresse e falta de desejo em desempenhar os papéis sociais habituais e esperados, ideação suicida e, em formas graves, delírios congruentes com o humor. Nas formas leves de depressão, esses sintomas estão ausentes, e o reconhecimento das perturbações do humor exige atenção e habilidades diagnósticas especiais. A seguir são apresentadas algumas diretrizes úteis.

Em contraste com a tristeza normal, o humor deprimido: (a) pode não estar associado a um evento adverso real e, se há relato de perdas, estas são muito exageradas, antecipadas ou imaginadas; (b) é extremamente doloroso, persistente e difuso, resistindo a todas as tentativas de mudança por encorajamento ou argumentação; (c) está comumente associado à desvalia, à baixa autoestima e à autodepreciação persistente; (d) frequentemente piora com o tempo e tem impacto nas relações interpessoais e no funcionamento diário; (e) está associado a sentimento de culpa e desejo de morte; (f) envolve, se for grave o bastante, sintomas somático-vegetativos e ideações delirantes; (g) está associado, com maior frequência do que a tristeza normal, a distúrbios de ritmos biológicos e desregulação hormonal[7,8].

■ FORMAS CLÍNICAS DOS TRANSTORNOS DEPRESSIVOS

Os transtornos depressivos, que incluem as formas clínicas mostradas no Quadro 3.1, têm como característica comum a presença de humor triste, vazio ou irritável, acompanhado de alterações somáticas e cognitivas que afetam significativamente a capacidade de funcionamento do indivíduo. O que difere entre eles são os aspectos de duração, momento ou etiologia presumida.

O transtorno disruptivo de desregulação do humor é um diagnóstico novo criado por questões referentes ao potencial de diagnósticos e tratamentos excessivos do transtorno bipolar em crianças. Caracteriza-se, em crianças até os 12 anos de idade, por irritabilidade persistente e episódios frequentes de descontrole comportamental extremo. Crianças com esse padrão de sintomas evoluem na adolescência e na vida adulta para transtornos depressivos unipolares ou transtornos de ansiedade em vez de transtornos bipolares (Quadro 3.2).

Quadro 3.1 Transtornos depressivos: DSM-5
1. Transtorno disruptivo da regulação do humor
2. Transtorno depressivo maior
3. Transtorno depressivo persistente (distimia)
4. Transtorno disfórico pré-menstrual
5. Transtorno depressivo induzido por substância/medicamento
6. Transtorno depressivo devido a outra condição médica
7. Outro transtorno depressivo
8. Transtorno depressivo não especificado

APA. Diagnostic and Statistical Manual of Mental Disorders. 5th ed. 2013.

Quadro 3.2 Transtorno disruptivo da regulação do humor
Critérios diagnósticos
• Explosões de raiva recorrentes e graves • Inconsistentes com o nível de desenvolvimento • Três ou mais por semana • Humor irritável a maior parte do tempo e observável por outros • 12 meses ou mais, curso crônico • Ocorrem em três ou mais ambientes, sintomas graves • Idade entre 6 e 18 anos • Por relato de observação, os sintomas aparecem antes dos 10 anos • Sem mania/hipomania • Não se devem a TDM ou a outro transtorno psiquiátrico ou a substâncias ou doença médica ou neurológica
Características clínicas, curso e evolução
• Irritabilidade persistente crônica e grave • Crianças: mais em meninos adolescentes escolares • Frequência de 2% a 5% em estudos de pacientes • Diagnóstico deve ser feito antes dos 10 anos • Taxa de conversão para TB é baixa • Taxa de conversão para TDM e/ou transtorno de ansiedade • TB ocorrendo antes da adolescência é baixo (<1%) • TB adolescência e adulto (prevalência de 1% a 2%) • TDRH é maior que o TB em crianças antes da adolescência • Sintomas do TDRH diminuem na vida adulta
Diagnostico diferencial
• TB • Transtorno de oposição desafiante • Transtorno explosivo intermitente

TDM: Transtorno depressivo maior. TB: Transtorno bipolar. TDRH: transtorno disruptivo da regulação do humor.

O transtorno depressivo maior representa a condição clássica dos transtornos depressivos e se caracteriza por episódios distintos, com pelo menos 2 semanas de duração (a maioria dos episódios dura mais), de alterações do afeto, da cognição e de funções neurovegetativas, podendo haver remissões entre os episódios. A maioria dos pacientes apresenta a forma recorrente, embora alguns possam ter apenas um episódio na vida. Vivências de luto podem acarretar grande sofrimento, mas não costumam provocar um episódio depressivo maior. Em caso de um episódio depressivo associado ao luto, os sintomas depressivos e o prejuízo funcional tendem a ser mais graves e o prognóstico é pior, em comparação com o luto sem episódio depressivo. Nas pessoas com vulnerabilidade biologicamente determinada para transtornos depressivos pode ser necessário o uso de medicamentos antidepressivos (Quadro 3.3).

A forma crônica de depressão, o transtorno persistente do humor (distimia), tem a duração de pelo menos 2 anos em adultos e de 1 ano em crianças (Quadro 3.4).

O transtorno disfórico pré-menstrual é caracterizado como um transtorno depressivo específico, responsivo a tratamento, que se inicia em algum momento após a ovulação e remite poucos dias após a menstruação, causando impacto significativo na funcionalidade da paciente (Quadro 3.5).

Quadro 3.3 Transtorno depressivo maior
Cinco ou mais sintomas, duração de 2 semanas e mudança em relação ao funcionamento anterior; pelo menos um dos sintomas é humor deprimido ou perda de interesse ou prazer
Humor deprimido Diminuição acentuada do interesse ou prazer Diminuição ou aumento do apetite ou peso corporal Insônia ou hipersonia Agitação ou retardo psicomotor Sentimento de inutilidade, culpa excessiva ou inapropriada Diminuição da capacidade de pensar, se concentrar ou indecisão Pensamentos recorrentes de morte, ideação suicida com ou sem plano ou tentativa de suicídio
Causam sofrimento ou prejuízo funcional Não se devem ao efeito fisiológico de substâncias ou condição médica Considerar em caso de resposta a uma perda Não se explicam por transtorno psicótico Nunca mania/hipomania

Quadro 3.4 Transtorno persistente do humor (distimia)
Humor deprimido a maior parte do dia, na maioria dos dias, indicado por relato subjetivo ou por observação feita por outra pessoa, com duração de pelo menos 2 anos
Presença de dois ou mais dos seguintes sintomas: • Diminuição ou aumento do apetite • Insônia ou hipersonia • Baixa energia ou fadiga • Baixa autoestima • Dificuldade para se concentrar ou indecisão • Sentimento de desesperança • Os sintomas são persistentes • Critérios TDM podem estar continuamente presentes por 2 anos • Sem mania/hipomania; não se explica por transtorno psicótico • Não se deve ao efeito fisiológico de substâncias ou a condição médica • Causam sofrimento ou prejuízo funcional

Quadro 3.5 Transtorno disfórico pré-menstrual
Na maioria dos ciclos menstruais, pelo menos cinco sintomas estão presentes na semana final antes do início da menstruação e começam a melhorar depois do início da menstruação ou são mínimos ou ausentes na semana pós-menstrual
Labilidade afetiva Irritabilidade ou raiva acentuada e aumento dos conflitos Humor deprimido acentuado Ansiedade acentuada
Outros sintomas: • Diminuição de interesse em atividades habituais • Dificuldade de concentração • Letargia, fadiga fácil ou falta de energia acentuada • Diminuição ou aumento de apetite, ou avidez por alimentos específicos • Diminuição ou aumento de sono • Sentir-se sobrecarregado ou fora de controle • Sintomas físicos: sensibilidade, inchaço das mamas ou aumento de peso
Causam sofrimento e prejuízo funcional Não se devem a outras patologias psiquiátricas Pelo menos dois ciclos sintomáticos Não se devem a substâncias ou doenças

Várias substâncias de abuso, alguns medicamentos e diversas condições médicas podem estar associadas a fenômenos semelhantes à depressão, como mostrado nos Quadros 3.6 e 3.7.

Os diversos subtipos depressivos são classificados de acordo com a sintomatologia clínica (melancólica ou somática, psicótica, atípica), a polaridade (bipolar ou unipolar), o curso (recorrente, breve recorrente, persistente), os fatores desencadeantes (sazonal, puerperal) e a gravidade

Quadro 3.6 Transtorno depressivo por substâncias/medicamentos

- Humor depressivo ou diminuição acentuada do interesse ou prazer
- Evidência de história anterior, de exame físico ou de exames laboratoriais de que os sintomas se desenvolveram durante, logo após ou na abstinência a substância ou medicamento. A substância/medicamento é capaz de produzir os sintomas
- Sem transtorno depressivo que explique os sintomas atuais. Os sintomas precedem e persistem após cessação da substância/medicamento
- Não ocorre exclusivamente durante o *delirium*
- Causam sofrimento ou prejuízo funcional

Quadro 3.7 Exemplos de substâncias/medicamentos que podem induzir transtorno depressivo

Drogas de abuso, exposição a uma toxina, medicamentos psicotrópicos ou outro medicamento
Álcool
Fenciclidina
Outros alucinógenos
Inalantes
Opioides
Sedativo, hipnótico, ansiolítico
Cocaína
Outras substâncias (ou desconhecidas)
Estimulantes, esteroides, L-dopa, agentes dermatológicos, quimioterápico, imunológico, anti-inflamatório não hormonal, anti-hipertensivo, aniticonvulsivante, antienxaqueca, antipsicótico, hormônios, cessação de fumo, derivados do ácido retinoico
Reserpina, metildopa, dexametasona, vigabatrina, topiramato, uso prolongado de benzodiazepínicos e barbitúricos, efavirenz, clonidina, guanetidina, metildopa, reserpina, contraceptivos orais, triptanos, agonistas de hormônio liberador de gonadotrofinas, tamoxifeno, interferon, verenciclina

(leve, moderada ou grave). Mesmo indivíduos que não preenchem os critérios para depressão maior podem apresentar morbidade e prejuízo funcional significativos[9]. A CID-10 inclui a maior parte, mas nem todos os subtipos depressivos descritos no DSM-5, como a depressão sazonal e a atípica. Há consenso nas definições de gravidade: a depressão leve não incapacita, mas ocasiona sofrimento considerável; a moderada compromete parcialmente o desempenho profissional ou doméstico, e a grave é social e profissionalmente incapacitante[1,2]. Essas definições costumam se aplicar ao episódio atual, pois um único paciente pode apresentar diferentes subtipos depressivos ao longo da vida.

■ EPIDEMIOLOGIA DA DEPRESSÃO NAS DIVERSAS FASES DA VIDA
Adultos

Segundo dados do Estudo da Área de Captação Epidemiológica do Instituto Nacional de Saúde Mental (ECA-NIMH, n = 20.000, entre 18 e 54 anos), realizado entre 1980 e 1985 nos EUA, a incidência anual de transtorno depressivo maior é de 1,59%, sendo de 5,2% a prevalência ao longo da vida e de 3% nos últimos 12 meses. A média de idade para o aparecimento da depressão foi de 27 anos[14]. Esses resultados são consistentes com outras investigações que classificam a depressão como uma doença de caráter crônico e um dos mais importantes problemas de saúde pública. Vale ressaltar também que, por ser uma doença com taxas altas de remissão e recorrência, a incidência de depressão se torna relativamente elevada[15].

A Pesquisa Nacional de Comorbidade ou *National Comorbidity Survey* (NCS, n = 8.000, entre 15 e 54 anos), realizada de 1990 a 1992 também nos EUA, publicou resultados bem mais expressivos: uma prevalência de 17,1% de transtorno depressivo maior para a população geral, sendo de 21,3% para o gênero feminino e de 12,7% para o masculino. Constatou-se uma prevalência de 8,6% nos últimos 12 meses[16].

Apesar das diferentes prevalências, os resultados encontrados, tanto no ECA como na NCS, são similares quanto à idade precoce de início do transtorno depressivo e à presença elevada de comorbidades com outras patologias psiquiátricas[15,16]. A alta prevalência de depressão maior também foi confirmada pela NCS-R (replicação da NCS conduzida de

2001 a 2002), que mostrou prevalência de 16,2% ao longo da vida e de 6,6% nos 12 meses que antecederam a entrevista[17].

No Brasil, encontram-se disponíveis os dados de prevalência de transtornos depressivos ao longo da vida do Estudo Multicêntrico Brasileiro das Morbidades Psiquiátricas, realizado em 1991 em três centros urbanos (São Paulo, Brasília e Porto Alegre; n = 6.000). Em Brasília, a prevalência foi inferior a 3% (2,8%); em São Paulo, de 1,9%; e em Porto Alegre, de 10,9%. Cabe destacar que nesse estudo, ao contrário dos demais, as taxas incluem distimia e depressão maior, caracterizando um único grupo classificado como transtornos depressivos. Nessa pesquisa, as estimativas de prevalência foram obtidas a partir de uma subamostra com número reduzido de pessoas (n = 836). A ponderação para a grande amostra (n = 6.476) acarreta diminuição da precisão e produz prevalências para grupos diagnósticos e não para transtornos individuais[15].

Em um estudo realizado na cidade de São Paulo (n = 1.464, > 18 anos), Andrade e cols. (2002) observaram que 45,9% da população estudada tinham pelo menos um diagnóstico de transtorno mental ao longo da vida, 26,8% no último ano e 22,2% no mês anterior à entrevista. A patologia mais prevalente, excluindo a dependência de nicotina, foi o transtorno do humor (18,5% ao longo da vida, 7,6% no último ano e 5% no mês anterior), sendo o episódio depressivo o mais prevalente dentre todos os transtornos do humor, com taxas de 16,8% ao longo da vida, 7,1% no último ano e 4,5% no mês anterior[18].

Segundo a Organização Mundial da Saúde (OMS), a depressão afeta cerca de 340 milhões de pessoas em todo o mundo e tem graves consequências, como prejuízo funcional e altas taxas de morbidade e mortalidade. Para 2020, as projeções apontavam a depressão como a segunda maior causa de prejuízo global calculada em todas as idades e em ambos os sexos. Atualmente, o transtorno depressivo maior já é considerado a segunda maior causa de prejuízo global em indivíduos entre 15 e 44 anos de ambos os sexos. Esses dados fazem da depressão um dos mais importantes problemas de saúde pública na atualidade[19].

Gênero

A depressão é a doença que mais causa incapacitação em mulheres, tanto em países desenvolvidos como naqueles em desenvolvimento[18].

Um achado comum tanto no ECA como na NCS é a maior prevalência de transtorno depressivo maior em mulheres. Na NCS-R, essa diferença foi observada apenas na prevalência ao longo da vida, mas não nos 12 meses que antecederam a entrevista[17]. As diferenças são consistentes ao longo de todo o ciclo de vida, porém, mais proeminentes em adultos jovens e em pessoas na meia-idade do que em idosos e crianças. A diferença de gênero na incidência do transtorno depressivo maior se evidencia inicialmente entre os 11 e os 14 anos, o que pode sugerir um papel determinante dos hormônios sexuais[20].

No Estudo Multicêntrico Brasileiro, a prevalência ao longo da vida também foi maior entre as mulheres, em uma proporção de 2:1, em média. No Estudo Área de Captação, realizado em São Paulo, as mulheres também apresentaram frequência maior de episódios depressivos, com prevalência ao longo da vida de 19,2%, em comparação à prevalência de 13,5% em homens.

Estudos epidemiológicos de base populacional não identificaram maior incidência de depressão em mulheres na menopausa. No entanto, estudos conduzidos em serviços de ginecologia têm identificado, de maneira sistemática, uma prevalência elevada de sintomas depressivos durante a perimenopausa e a menopausa[18].

Um estudo de corte transversal realizado no Brasil, que utilizou como instrumento diagnóstico o *Mini International Neuropsychiatric Interview* (MINI), encontrou alta prevalência de depressão (31,4%) entre 86 mulheres acompanhadas em um serviço especializado em tratamento para menopausa no Instituto de Ginecologia da Universidade Federal do Rio de Janeiro. Não se observou, nesse estudo, qualquer associação entre estágios da menopausa e diagnóstico atual de depressão maior. Nele, 57% das mulheres tinham diagnóstico psiquiátrico no momento da pesquisa, sendo o transtorno de ansiedade generalizada e o transtorno depressivo maior os mais prevalentes, com taxas de 34,9% e 31,4%, respectivamente.

A maioria das mulheres apresentava pelo menos dois diagnósticos comórbidos (55,1%), com associação entre diagnósticos diretamente ligados e consequentes, como transtorno de ansiedade generalizada e transtorno depressivo maior, transtorno de ansiedade generalizada e agorafobia e transtorno depressivo maior e agorafobia. Possivelmente por causa do acúmulo de papéis, as mulheres casadas apresentaram tendência maior de exibirem outro diagnóstico além da depressão (69,2 vs. 48,2%; p = 0,098)[21]. Esse achado corrobora estudos anteriores que constataram que as mulheres solteiras têm taxas menores de depressão do que as casadas, enquanto os homens casados apresentam taxas menores de depressão do que os solteiros[14].

Idade

O primeiro episódio de transtorno depressivo maior pode ocorrer em qualquer idade, porém o mais provável é que o início da doença aconteça entre os 25 e os 30 anos. Ao contrário do observado na esquizofrenia, as mulheres parecem apresentar o transtorno em fases mais jovens. Segundo a NCS-R, o risco de depressão ao longo da vida permanece baixo durante os anos da adolescência e sofre aumento significativo entre os 18 e os 59 anos de idade[17].

Crianças

Existem cada vez mais evidências de que a depressão pode acometer crianças. Esse diagnóstico, apesar de difícil, é de grande importância, já que essa condição está associada a comprometimento do desempenho escolar e dos relacionamentos familiar e social, à autoimagem negativa, bem como ao uso de substâncias e à hospitalização psiquiátrica, além de aumentar o risco de suicídio. A dificuldade do diagnóstico reside nas diferenças entre o quadro infantil e o apresentado por adultos[22].

Dados provenientes de estudos norte-americanos apontam para uma prevalência de 0,4% a 2,5% de transtorno depressivo maior na infância e na adolescência independentemente do gênero. Quando as amostras são estratificadas por idade, as prevalências são de 0,9% em pré-escolares, 1,9% em crianças entre 6 e 11 anos (cerca de 2% em pré-púberes) e de 4,7% em adolescentes entre 11 e 18 anos. Na adolescência, a prevalência de depressão passa a ser maior entre as mulheres, com alguns estudos demonstrando a proporção de 2:1[23].

A depressão do pré-púbere parece estar mais comumente associada a privações afetivas, circunstâncias familiares adversas e estressores psicossociais, havendo estudos de acompanhamento do transtorno depressivo maior de início na pré-puberdade que sugerem que a recorrência do transtorno ainda na infância e sua continuidade na vida adulta estão associadas à maior predisposição familiar para a depressão.

A distribuição por sexo apresenta uma ordem crescente conforme a faixa etária, com taxa igual em ambos os sexos ou ligeiramente maior para o sexo masculino até a adolescência, quando se torna mais frequente em mulheres. Esse aumento pode estar refletindo, também, mudanças no ambiente, como, por exemplo, maior estresse ao longo do período de crescimento. É possível, entretanto, que a menor disponibilidade de recursos sociais que ajudem as pessoas a lidarem com os efeitos dos estressores de vida explique a tendência recente de aumento dos quadros de depressão mais do que propriamente a quantidade de estressores psicossociais[22].

Idosos

O ECA encontrou maior prevalência de transtornos do humor em pessoas na faixa etária dos 30 aos 44 anos (3,9%). Em pessoas com 65 anos ou mais, a prevalência foi de 0,9%, e na faixa de 45 a 60 anos, de 2,3%. Entretanto, essa diferença não foi verificada na NCS[14]. Dados recentes estimam que entre 8% e 20% dos idosos residentes na comunidade e 20% daqueles atendidos em ambulatórios de clínica geral sofram de depressão. Esses dados revelam a necessidade de uma melhor avaliação dessa população.

Nenhuma teoria explica de maneira satisfatória a etiologia da depressão em idosos. Sabe-se que por dificuldade de inserção no mercado de trabalho os idosos constituem uma parcela vulnerável da população potencialmente sujeita ao estado de pobreza. A produtividade declina a partir de determinada idade, e as pessoas passam a depender cada vez mais dos rendimentos dos demais para a manutenção de seu padrão de vida. Há ainda as características da sociedade moderna, como o consumismo e o imediatismo, que acabam fazendo o idoso ser visto como um peso social. Assim, conclui-se que as limitações físicas naturais são acrescidas daquelas impostas pela sociedade, fruto de preconceitos. Além disso, os idosos, em geral, sofrem mais perdas de entes queridos, o que, somado à deterioração física e mental, reforça seu isolamento[24,25].

Sabe-se que, particularmente na população idosa, os quadros depressivos têm características clínicas peculiares. Nessa faixa etária há diminuição da resposta emocional (erosão afetiva), o que leva ao predomínio de sintomas físicos, além de redução do sono, perda de prazer nas atividades habituais, ruminações sobre o passado e perda de energia[26]. Os problemas cognitivos, como disfunção executiva, e a associação a outros distúrbios clínicos e neuropsiquiátricos são comuns em idosos com depressão[25].

Mann (2001) formulou uma hipótese a respeito da menor prevalência de transtornos depressivos em idosos em estudos publicados. Para ele, essa menor prevalência seria decorrente do uso de instrumentos não adequados para medir a depressão em pessoas mais velhas, os quais não contemplariam as manifestações clínicas mais típicas dessa faixa etária. Além da baixa prevalência em algumas pesquisas, também se constatou, em estudo realizado em Porto Alegre, que a depressão em idosos é pouco investigada em ambientes clínicos[26]. O subdiagnóstico carregaria consigo a grave consequência do tratamento inadequado, já que idosos deprimidos e não tratados apresentariam mais incapacidades, uso aumentado dos serviços de saúde e morte prematura[24].

Raça, etnia, escolaridade, trabalho e renda

Na maioria dos estudos epidemiológicos sobre os transtornos psiquiátricos, as diferenças entre as etnias podem ser explicadas pelas diferenças socioeconômicas e educacionais, bem como pela idade[14]. O nível de escolaridade mais baixo tem se mostrado mais frequentemente associado ao adoecimento psíquico[21,26]. Um estudo brasileiro também registrou frequência maior de sintomas depressivos entre os idosos sem trabalho remunerado. Em virtude da desvalorização que o idoso pode sofrer na sociedade, principalmente nos países em desenvolvimento, esse achado pode indicar que aqueles que se mantêm no mercado de trabalho continuam se sentindo úteis à comunidade[26].

A análise geral dos dados obtidos pelo ECA encontrou somente uma fraca correlação entre transtorno depressivo maior e baixo *status* socioeconômico. Na NCS, entretanto, tanto a baixa renda como a baixa escolaridade foram associadas à prevalência maior de transtorno depressivo maior. Estudos anteriores ao ECA e à NCS encontraram uma relação consistente entre baixo nível socioeconômico e depressão[14]. A NCS-R observou prevalência significativamente aumentada de transtorno depressivo maior ao longo da vida em donas de casa, desempregados, solteiros e indivíduos vivendo na ou próximo da linha de pobreza[17].

Comorbidades psiquiátricas

De acordo com a NCS-R, aproximadamente 70% dos portadores de transtorno depressivo maior ao longo da vida também apresentam critérios diagnósticos para pelo menos outro transtorno psiquiátrico, sendo os transtornos de ansiedade os mais prevalentes (59,2%), seguidos pelos transtornos de controle dos impulsos (30%) e pelo abuso de substâncias (24%). Cerca de 65% dos indivíduos com transtorno depressivo maior nos 12 meses que antecederam a entrevista apresentavam pelo menos um diagnóstico psiquiátrico comórbido, e novamente os transtornos ansiosos foram os mais prevalentes (57,5%), seguidos por transtornos de controle dos impulsos (16,6%) e abuso de substâncias (8,5%)[17].

Comorbidades clínicas não psiquiátricas

As taxas de depressão foram mais altas entre os indivíduos com várias condições médicas, como doenças cardiovasculares, AIDS, doenças respiratórias, câncer, diabetes e doenças neurológicas, particularmente doença de Parkinson e acidente vascular cerebral. Além disso, existe uma forte associação entre a depressão e o aumento da morbidade e da mortalidade por doença cardíaca isquêmica.

Episódios depressivos prévios

O risco de desenvolvimento de um episódio depressivo é bem maior entre os indivíduos com história prévia de depressão. Cerca de 50% das pessoas que tiveram um episódio de depressão apresentarão um segundo episódio ao longo da vida, e aquelas que já tiveram dois ou mais episódios registrarão recorrências em torno de 80% a 90% dos casos. Além disso, até 85% dos indivíduos com história pregressa de transtorno depressivo maior podem apresentar recorrência dos sintomas ao longo de um período de 15 anos[27].

Quadro 3.8 Transtorno depressivo devido a outra condição médica
Humor depressivo ou diminuição acentuada do interesse ou prazer
A perturbação é consequência fisiopatológica direta de outra condição médica
Sem transtorno de adaptação com humor depressivo em resposta ao estresse de ter uma condição médica grave
Não ocorre exclusivamente durante *delirium*
Causa sofrimento ou prejuízo funcional

Quadro 3.9 Doenças que podem causar transtorno depressivo devido a outra condição médica
Cardiovasculares: infarto agudo do miocárdio e circulação extracorpórea
Doença autoimunes: lúpus eritematoso sistêmico, esclerose múltipla
Endocrinológicas: hipo e hipertireoidismo, doença de Addison, síndrome de Cushing, hipopituitarismo, hiperparatireoidismo
Hematológicas e metabólicas: anemias deficiência de folato, deficiência de vitamina B_{12}, deficiência de tiamina, insuficiência hepática, doença de Wilson, porfiria, hipo ou hipercalcêmica
Infecções: mononucleose, hepatites, influenza, HIV e infecções do sistema nervoso central (SNC)
Neurológicas: lesões cerebrais (p. ex., tumores, lesões vasculares, traumatismo cranioencefálico, abscesso e outras lesões infecciosas), principalmente acometendo região frontal esquerda, meningites e meningoencefalites, neurolues, hidrocefalia, epilepsia, demência, doença de Parkinson, doença de Huntington
Neoplasias: câncer de pâncreas e de pulmão, síndromes paraneoplásicas

Referências

1. American Psychiatric Association. The Diagnostic and Statistical Manual of Mental Disorders, 5th ed. American Psychiatric Association. Washington, DC, 2013.
2. World Health Organization. Classification of Mental and Behavioral Disorders: Clinical Descriptions and Diagnostic Guidelines, World Health Organization, Geneva, 1992.
3. World Health Organization. Classification of Mental and Behavioral Disorders: Diagnostic Criteria for Research, World Health Organization, Geneva, 1993.

4. Sartorius N, Kaelber CT, Cooper JE et al. Progress toward achieving a common language in psychiatry: results from the field trial of the clinical guidelines accompanying the WHO classification of mental and behavioral disorders in ICD-10. Arch Gen Psychiatry 1993; 50:115-24.
5. Stefanis CN, Stefanis NC. Diagnóstico dos transtornos depressivos: uma revisão. In: Maj M, Sartorius N. Transtornos depressivos. 2. ed. Porto Alegre: Artmed, 2005: 15-6.
6. Moreno RA, Moreno DH, Zanetti MV. Transtornos do humor. In: Martins MA, Carrilho FJ, Alves VAF, Castilho EA, Cerri GG, Wen CL eds. Clínica médica. Vol. 6: Doenças dos olhos, doenças dos ouvidos, nariz e garganta, neurologia, transtornos mentais. Barueri, SP: Manole, 2009: 722-5.
7. Klerman G. Overview of affective disorders. In: Kaplan HI, Freedman AH, Sadock BJ eds. Comprehensive textbook of psychiatry. 3. ed., vol. 2. Baltimore: Williams & Wilkins, 1980: 1305-19.
8. Stefanis CN, Stefanis NC. Diagnóstico dos transtornos depressivos: uma revisão. In: Maj M, Sartorius N. Transtornos depressivos. 2. ed. Porto Alegre: Artmed, 2005: 25-6.
9. Bauer M, Whybrow PC, Angst J, Versiani M, Moller HJ. World Federation of Societies Biological Psychiatry Task Force on Treatment Guidelines for Unipolar Depressive Disorders. World Federation of Societies of Biological Psychiatry (WFSBP). Guidelines for biological treatment of unipolar depressive disorders, Part 1: Acute and continuation treatment of major depressive disorder. World J Biol Psychiatry 2002 Jan; 3(1):5-43.
10. American Psychiatric Association. The Diagnostic and Statistical Manual of Mental Disorders. 4th ed. Text Revision. American Psychiatric Press, Inc, Washington, DC, 2000.
11. Akiskal HS, Bourgeois ML, Angst J, Post R, Moller H, Hirscheld R. Re-evaluating the prevalence of and diagnostic composition within the broad clinical spectrum of bipolar disorders. J Affect Disord 2000; 1(suppl. 59):S5-S30.
12. Klein DN, Shankman SA, Rose S. Ten-year prospective follow-up study of the naturalistic course of dysthymic disorder and double depression. Am J Psychiatry 2006; 163(5):872-80.
13. Judd LL, Akiskal HS, Schetter PJ et al. A prospective investigation of the natural history of the long--term weekly symptomatic status of bipolar II disorder. Arch Gen Psychiatry 2003 Mar; 60(3):261-9.
14. Blazer DG. Mood disorders: epidemiology. In: Kaplan HI, Sadock BJ eds. Compreensive textbook of psychiatry. 7. ed. Philadelphia. Lippincott Williams & Wilkins, 2000: 1298-307.
15. Lima MS. Epidemiologia e impacto social. Revista Brasileira de Psiquiatria, maio de 1999; 21(1):1-5.
16. Kessler RC, McGonagle KA, Zhao S et al. Lifetime and 12-month prevalence of DSM-III-R psychiatric disorders in the United States: results from the National Comorbidity Survey. Arch Gen Psychiatry 1994; 51(1):8-19.
17. Kessler RC et al. Epidemiology of major depressive disorder: results from the National Comorbity Survey Replication (NCS-R). JAMA 2003 June; 289(23):3095-105.
18. Andrade L et al. Prevalence of ICD-10 mental disorders in a catchment area in the city of São Paulo, Brazil. Social Psychiatry and Psychiatric Epidemiologic 2002; 37:316-25.
19. Ay-Woan P et al. Quality of life in depression: predictive models. Quality of Life Research 2006; 15(1):39-48.

20. Andrade LHSG, Viana MC, Silveira CM. Epidemiologia dos transtornos psiquiátricos na mulher. Revista de Psiquiatria Clínica 2006; 33(2).
21. Veras AB et al. Prevalência de transtornos depressivos e ansiosos em uma amostra ambulatorial brasileira de mulheres na menopausa. Revista de Psiquiatria do Rio Grande do Sul Maio/Ago de 2006; 28(2).
22. Curatolo E, Brasil H. Depressão na infância: peculiaridades no diagnóstico e tratamento farmacológico. Jornal Brasileiro de Psiquiatria 2005; 54(3):170-6.
23. Lewis M. Child and adolescent psychiatry: a comprehensive textbook. 3. ed. Philadelphia: Lippincott Williams & Wilkins, 2002.
24. Guimarães JMN, Caldas CPA. Influência da atividade física nos quadros depressivos de pessoas idosas: uma revisão sistemática. Revista Brasileira de Epidemiologia Dez 2006; 9(4):481-92.
25. Blay SL, Marinho V. Depressão na terceira idade. Revista Brasileira de Medicina Abr 2007; 64(4):150-5.
26. Gazalle FK et al. Sintomas depressivos e fatores associados em população idosa no Sul do Brasil. Revista de Saúde Pública Jun 2004; 38(3).
27. Lacerda ALT, Borgio JGF, Baldaçara LR et al. As bases neurobiológicas da depressão. In: Lacerda ALT, Quarantini LC, Miranda-Scippa AMA et al. Depressão: do neurônio ao funcionamento social. Porto Alegre: Artmed, 2009: 17-24.

4

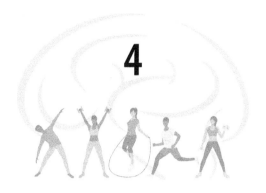

Etiopatogenia e Sintomatologia da Depressão

Bruno Lima Alves • Ricardo Alberto Moreno

■ INTRODUÇÃO

Os transtornos depressivos, descritos desde a Antiguidade, englobam um grupo de transtornos em que o humor patológico e perturbações associadas dominam o quadro clínico. Considerados uma síndrome (em vez de doenças distintas), consistem em um conjunto de sinais e sintomas que persistem por semanas ou meses e que representam um desvio marcante do desempenho habitual do indivíduo, tendendo a recorrer, por vezes, de modo periódico ou cíclico.

O estado de humor pode se apresentar de maneira normal, elevado (como mania/hipomania) ou deprimido (de intensidade leve, moderada ou grave). Os indivíduos normais experimentam uma ampla faixa de estados de humor e têm, do mesmo modo, um grande repertório de expressões afetivas, sentindo-se no controle de seus estados de humor e afetos. Nos transtornos do humor, a sensação de controle é perdida e há uma experiência subjetiva de grande sofrimento com prejuízo funcional.

Os pacientes acometidos apenas por episódios depressivos maiores podem receber o diagnóstico de transtorno depressivo maior ou de depressão bipolar. Aqueles com episódios tanto maníacos como depressivos ou somente com episódios maníacos apresentam transtorno bipolar. A hipomania é caracterizada pela presença de sintomas maníacos, mas sem preencher critérios de episódio maníaco segundo o Manual Diagnóstico e Estatístico de Transtornos Mentais, em sua quinta edição (DSM-5)[1].

Os transtornos do humor constituem uma condição comum, com prevalência de 15% a 25% para transtorno depressivo maior e 1% a 2% para transtorno bipolar, de acordo com os critérios estabelecidos no DSM-5[1]. Embora sejam reconhecidas diferentes síndromes, além de transtorno depressivo maior, transtorno bipolar e transtornos relacionados, como o disruptivo da desregulação do humor, o depressivo persistente, o disfórico pré-menstrual, o depressivo induzido por substâncias e o depressivo associado a uma condição médica geral, a discussão neste capítulo terá como núcleo o transtorno depressivo maior com a revisão de sua etiopatogenia, a sintomatologia do episódio e as formas clínicas (especificadores) de apresentação.

■ ETIOPATOGENIA

O transtorno depressivo maior é um dos transtornos mentais mais comuns e incapacitantes; entretanto, sua etiologia permanece incerta. Postula-se que resulte da complexa conexão de diferentes processos biológicos e psicológicos. Alguns dos mecanismos fisiopatológicos incluem alterações no sistema de neurotransmissão via monoaminas, anormalidades no eixo hipotálamo-hipófise-adrenais (HHA) relacionadas com estresse crônico, inflamação, redução da neuroplasticidade e disfunção na rede neuronal. Todos esses mecanismos estudados estão integrados e interagem de modo bidirecional.

Além disso, evidências mostram que fatores psicológicos têm ação direta no neurodesenvolvimento, aumentando a predisposição biológica para a depressão e, por outro lado, os fatores biológicos podem levar também ao desenvolvimento de doenças psicológicas. Alguns autores sugerem que, embora seja possível haver diferentes endofenótipos da depressão com mecanismos fisiopatológicos distintos, é mais útil pensar a depressão como uma síndrome unitária na qual esses mecanismos agem como nós em uma matriz[2].

Outros fatores, como os psicológicos (personalidade e relacionamentos pessoais), ambientais (dieta, álcool, ritmos biológicos) e genéticos, também contribuem. A combinação dessa multiplicidade de fatores desencadearia a síndrome em pessoas biologicamente vulneráveis[3]. O sistema límbico representa a região de convergência desses fatores, produzindo um desequilíbrio das aminas biogênicas – especialmente noradrenalina (implicada na memória emocional, na sensibilização comportamental ao estresse e na sensação de energia, prazer e libido), serotonina (regulação do sono, do apetite, da temperatura corporal, do metabolismo, da libido, da inibição da agressividade e dos ritmos circadianos) e, em segundo plano, dopamina (ligada ao controle da sensação hedônica e do sistema de recompensa) – e dos sistemas de mensageiros secundários (por exemplo, adenilciclase) e peptídeos neuroativos.

Ademais, há relato de redução dos níveis de glutamato (neurotransmissor excitatório) no córtex do cíngulo anterior de pacientes deprimidos, tendo sido encontrado, em outro grupo de deprimidos, aumento do glutamato na região da amígdala após a remissão da depressão com eletroconvulsoterapia. O uso de antagonistas dos receptores inotrópicos (N-metil D-aspartato [NMDA]), principalmente quando crônico, tem se mostrado útil no tratamento de sintomas depressivos[3,4].

Fatores genéticos são determinantes na gênese dos transtornos do humor. Na depressão, estima-se que a carga genética esteja associada a 40% dos casos. O risco de depressão aumenta duas a três vezes em parentes de primeiro grau de indivíduos com transtorno depressivo maior em comparação a controles[5]. Uma metanálise observou uma razão de chances de 2,84 em pacientes com história familiar de depressão, quando comparados com aqueles sem história familiar[6]. Os parentes de indivíduos com transtorno depressivo maior recorrente e de início precoce apresentam taxa maior de depressão (17,4%) do que os parentes de indivíduos com episódio único e de início tardio (3,4%)[7].

Na depressão, ocorrem desregulação dos eixos HHA, tireoidiano e do hormônio ligado ao hormônio de crescimento, anormalidades do sono, desajuste de ritmos circadianos, anormalidades do sistema imunológico e alterações da morfofisiologia cerebral. Dentre os fatores de risco ambientais se destacam o uso de substâncias psicoativas (álcool, drogas, inibidores do apetite, antidepressivos), a alteração dos ritmos biológicos (privação de sono) e eventos adversos precoces, como perda parental, percepção de falta de carinho dos pais, baixo suporte social e abuso físico e/ou sexual na infância. Sabe-se que eventos adversos na infância estão associados a alterações persistentes nos sistemas de resposta ao estresse, envolvendo principalmente o fator de liberação de corticotropina e o eixo HHA, o que aumenta a vulnerabilidade aos transtornos afetivos e ansiosos na idade adulta.

As próprias características clínicas dos transtornos do humor graves, entretanto, comprometem a maternagem e a paternagem, ocasionando aumento do estresse na prole (por exemplo, por abuso físico ou negligência). Evidências clínicas e laboratoriais sugerem que a depressão esteja associada a uma hiperativação do eixo HHA, o que tornaria o indivíduo mais sensível aos eventos vitais.

Fatores psicossociais podem configurar como desencadeantes na depressão endógena (por exemplo, perda de emprego, de um ente querido, separações etc.). Ainda assim é preciso investigar se os prejuízos não foram consequência da própria depressão em vez de fatores causais. Não existem traços de personalidade predisponentes aos transtornos do humor; a depressão pode ocorrer em qualquer tipo de personalidade[3,4].

A negligência ou o trauma infantil (particularmente abuso sexual), a morte de cônjuge ou ente querido, o divórcio e a associação de deveres domésticos e ocupacionais são fatores relacionados com a precipitação do transtorno depressivo maior[8-10]. Os eventos relacionados com a família ou com redes sociais íntimas exercem impacto maior sobre as mulheres, enquanto questões associadas a trabalho, problemas legais e divórcio afetam mais os homens[11]. Além dos fatores relatados, o fraco suporte social, o estresse crônico (crise financeira, morar em local perigoso, dificuldades interpessoais), um grande número de situações adversas recentes (assalto, luto)[12], o fato de morar sozinho e a participação limitada em atividades recreativas[11] foram associados à maior prevalência de depressão.

Estudos têm mostrado que o alelo funcional curto (s/s) do gene transportador de serotonina (5-HTTLPR) está associado à depressão relacionada com eventos adversos de vida em crianças, adolescentes, adultos e idosos[14-16]. Além disso, um estudo de polimorfismo dentro da região promotora do gene transportador de serotonina e do gene da catecol O-metiltransferase (COMT) verificou uma associação positiva com depressão após exposição a fatores estressores. A COMT é uma enzima essencial na via metabólica dos neurotransmissores catecolaminérgicos – dopamina e noradrenalina[17].

Os pacientes com depressão apresentam deficiências nas proteínas cinase A e C (enzimas de fosforilação), o que levaria à alteração na expressão de proteínas envolvidas na resposta ao estresse, incluindo o fator neurotrófico derivado do cérebro (BDNF), seu receptor TRK-b e o receptor de glicocorticoide[18]. Há forte correlação entre o BDNF, o genótipo 5-HTTLPR, os maus-tratos na infância e um pobre suporte social, e essa associação aumenta o risco de depressão maior[14]. A expressão do BDNF é regulada por corticosteroides responsivos ao estresse, os quais têm impacto negativo sobre o volume do hipocampo, região cerebral intimamente ligada à depressão. O BDNF e outros fatores neurotróficos agem contrabalançando a ação dos hormônios de reação ao estresse[19].

Uma proporção substancial de pacientes com transtorno depressivo maior não suprime a liberação de cortisol em resposta ao teste de supressão de dexametasona e ao teste de liberação de hormônio dexametasona/corticotropina. Esses pacientes, contudo, apresentam um aumento paradoxal nos níveis séricos de cortisol, apesar de estarem deprimidos[20]. Curiosamente, essa disfunção do eixo HHA pode persistir mesmo depois da remissão do episódio depressivo agudo e ainda tem valor prognóstico.

Os pacientes com testes do eixo HHA alterados têm mais chances de recaídas durante a remissão da depressão. Além disso, um eixo HHA disfuncional pode alterar vários aspectos dos ritmos circadianos, incluindo a regulação do sono. Mesmo que as alterações no sono sejam decorrentes de ansiedade, depressão ou do estilo de vida do paciente, as consequências da privação crônica do sono são deletérias ao funcionamento normal do cérebro, bem como estão relacionadas com recaídas depressivas em longo prazo[21].

■ SINTOMATOLOGIA DA DEPRESSÃO

Um episódio depressivo maior é caracterizado essencialmente por um período mínimo de 2 semanas, durante as quais há um humor deprimido ou perda de interesse ou prazer por quase todas as atividades. Em crianças e adolescentes, o humor pode ser irritável em vez de triste.

O indivíduo também deve apresentar pelo menos quatro sintomas adicionais dentre os seguintes: alterações no apetite ou peso, distúrbio no sono, atividade psicomotora alterada, diminuição da energia, sentimentos de desvalia ou culpa, dificuldades para pensar, se concentrar ou tomar decisões, pensamentos recorrentes sobre morte ou ideação suicida, planos ou tentativas de suicídio.

Para estar relacionada com um episódio depressivo maior vigente, a presença de um sintoma deve ser recente ou então ter claramente piorado em comparação com o estado pré-mórbido. Os sintomas devem persistir na maior parte do dia, praticamente todos os dias, por pelo menos 2 semanas consecutivas. O episódio deve ser acompanhado por sofrimento ou prejuízo clinicamente significativo no funcionamento social, profissional ou em outras áreas importantes da vida do indivíduo. Para alguns indivíduos com episódios mais leves, o funcionamento pode parecer normal, mas exige um esforço acentuadamente aumentado.

O humor na depressão frequentemente é descrito pela pessoa como deprimido, triste ou sem esperança. Em alguns casos, a tristeza pode ser inicialmente negada, mas pode ser notada durante a entrevista. Em alguns indivíduos que se queixam de se sentirem indiferentes ou ansiosos, a presença de um humor deprimido pode ser inferida a partir da expressão facial e do modo de se portar. Alguns indivíduos salientam queixas somáticas (por exemplo, dores ou mazelas corporais) em vez de sentimentos de tristeza. Muitos referem ou demonstram irritabilidade aumentada (por exemplo, raiva persistente, uma tendência para responder a eventos com ataques de ira ou culpando outros, ou um sentimento exagerado de frustração por questões menores).

Em crianças e adolescentes, pode desenvolver-se um humor irritável ou rabugento no lugar de um humor triste ou abatido. Essa apresentação deve ser diferenciada de um padrão de "criança mimada", que se irrita quando é frustrada. A perda de interesse ou prazer quase sempre está presente pelo menos em algum grau. Os indivíduos podem relatar menor interesse por passatempos, "não se importar mais", ou a falta de prazer com qualquer atividade anteriormente considerada agradável. Os membros da família frequentemente percebem retraimento social ou negligência em relação a atividades agradáveis.

Em alguns indivíduos há redução significativa nos níveis anteriores de interesse ou desejo sexual. O apetite geralmente está reduzido, e muitos indivíduos sentem que precisam se forçar a comer. Outros podem demonstrar avidez por alimentos específicos (por exemplo, doces ou outros carboidratos). Quando as alterações no apetite são severas (em qualquer direção), pode haver perda ou ganho significativo de peso ou, em crianças, pode-se notar um fracasso em alcançar o ganho de peso esperado.

A perturbação do sono mais comumente associada a um episódio depressivo maior é a insônia, tipicamente intermediária (isto é, despertar durante a noite com dificuldade para voltar a dormir) ou terminal (isto é, despertar muito cedo com incapacidade de conciliar o sono novamente). A insônia inicial (isto é, dificuldade para adormecer) também pode ocorrer. Com menor frequência, os indivíduos apresentam sonolência excessiva (hipersonia) na forma de episódios prolongados de sono noturno ou de sono durante o dia. Ocasionalmente, a razão pela qual o indivíduo busca tratamento pode ser a perturbação do sono.

As alterações psicomotoras incluem agitação (por exemplo, incapacidade de ficar sentado quieto, ficar andando sem parar, agitar as mãos, puxar ou esfregar a pele, roupas ou outros objetos) ou retardo psicomotor (por exemplo, discurso, pensamento ou movimentos corporais lentificados; pausas maiores antes de responder; fala diminuída em termos de volume, inflexão, quantidade ou variedade de conteúdos, ou mutismo). A agitação ou o retardo psicomotor devem ser suficientemente severos a ponto de serem observáveis por outros, não representando meros sentimentos subjetivos.

Diminuição da energia, cansaço e fadiga são comuns. O indivíduo pode relatar fadiga persistente sem esforço físico, e mesmo as tarefas mais leves parecem exigir um esforço substancial. Pode haver diminuição na eficiência em executar tarefas. O sentimento de desvalia ou culpa associado à depressão pode incluir avaliações negativas e irrealistas do próprio valor, preocupações repletas de culpa ou ruminações acerca de pequenos fracassos do passado. Esses indivíduos frequentemente interpretam maus eventos triviais ou neutros do cotidiano como evidências de defeitos pessoais e têm um senso exagerado de responsabilidade pelas adversidades. O sentimento de desvalia ou culpa pode assumir proporções delirantes (por exemplo, convicção de ser pessoalmente responsável pela pobreza que há no mundo). A autorrecriminação por estar doente e por não conseguir cumprir com as responsabilidades profissionais ou interpessoais em consequência da depressão é muito comum e, a menos que seja delirante, não é considerada suficiente para satisfazer esse critério.

Muitos indivíduos relatam prejuízo na capacidade de pensar, se concentrar ou tomar decisões. Essas pessoas podem se mostrar facilmente distraídas ou se queixar de dificuldades de memória. Os indivíduos com atividades acadêmicas ou profissionais intelectualmente exigentes com frequência são incapazes de funcionar adequadamente, mesmo quando têm problemas leves de concentração. Em crianças, uma queda abrupta no rendimento escolar pode refletir uma concentração fraca. Em indivíduos idosos deprimidos, as dificuldades de memória podem ser a queixa principal e podem ser confundidas com os sinais iniciais de uma demência ("pseudodemência"). Quando há sucesso no tratamento, os problemas de memória geralmente exibem recuperação completa. Particularmente em alguns indivíduos idosos, os sintomas depressivos podem ser a manifestação inicial de um quadro demencial.

Com frequência, pode haver pensamentos sobre morte, ideação ou tentativas de suicídio. Esses pensamentos variam desde a crença de que seria melhor estar morto até pensamentos transitórios, porém recorrentes, sobre cometer suicídio ou planos específicos para se matar. As pessoas mais severamente suicidas podem ter adquirido materiais (por exemplo, corda ou arma de fogo) para serem usados na tentativa de suicídio e podem ter estabelecido um local e um momento em que estarão isoladas das outras de modo a poderem completar o suicídio.

Embora esses comportamentos estejam associados estatisticamente a tentativas de suicídio e possam ser úteis para a identificação de um grupo de alto risco, muitos estudos mostram que não é possível predizer com precisão se ou quando determinado indivíduo com depressão tentará o suicídio. As motivações para o suicídio podem incluir um desejo de desistir diante de obstáculos percebidos como insuperáveis ou um intenso desejo de terminar com um estado emocional excruciantemente doloroso percebido pela pessoa como interminável.

A avaliação dos sintomas é especialmente difícil quando eles ocorrem em um indivíduo que também apresenta uma condição médica geral (por exemplo, câncer, acidente vascular cerebral, infarto do miocárdio, diabetes). Alguns dos critérios diagnósticos são idênticos aos sinais e sintomas característicos de condições médicas gerais (por exemplo, perda de peso com diabetes não tratado, fadiga com o câncer). Esses sintomas devem depor a favor de um episódio depressivo maior, exceto quando são clara e completamente explicados por uma condição médica geral.

Por definição, um episódio depressivo maior não se deve aos efeitos fisiológicos diretos de uma droga de abuso (por exemplo, intoxicação com álcool ou abstinência de cocaína), aos efeitos colaterais de medicamentos ou tratamentos (por exemplo, esteroides) ou à exposição a uma toxina. Da mesma maneira, o episódio não se deve aos efeitos fisiológicos diretos de uma condição médica geral (por exemplo, hipotireoidismo). Além disso, se os sintomas começam dentro de 2 meses após a perda de um ente querido e não persistem além desses período, eles geralmente são considerados uma decorrência do luto, a menos que estejam associados a acentuado prejuízo funcional ou incluam preocupação mórbida com desvalia, ideação suicida, sintomas psicóticos ou retardo psicomotor.

■ CARACTERÍSTICAS DESCRITIVAS E TRANSTORNOS MENTAIS ASSOCIADOS

É comum a propensão ao choro, irritabilidade, ruminação obsessiva, ansiedade, fobias, preocupação com a saúde física e queixas de dores (por exemplo, cefaleias ou dores nas articulações ou no abdome). Durante um episódio, alguns indivíduos têm ataques de pânico que ocorrem segundo um padrão que satisfaz os critérios para transtorno de pânico. Em crianças, pode ocorrer ansiedade de separação. Alguns indivíduos observam dificuldade nos relacionamentos íntimos, diminuição das interações sociais satisfatórias ou dificuldades no funcionamento sexual (por exemplo, anorgasmia nas mulheres ou disfunção erétil nos homens). Pode haver problemas conjugais (por exemplo, divórcio), profissionais (por exemplo, perda do emprego) ou acadêmicos (por exemplo, faltas, repetência), abuso de álcool ou outras substâncias, ou maior utilização de serviços médicos.

A consequência mais séria de um episódio depressivo maior é a tentativa de suicídio ou o suicídio completado. O risco de suicídio é especialmente alto entre os indivíduos que apresentam aspectos psicóticos, histórico de tentativas anteriores de suicídio, história familiar de suicídios completados ou o uso concomitante de substâncias. Também pode haver um índice maior de morte prematura por condições médicas gerais.

■ ACHADOS LABORATORIAIS ASSOCIADOS

Não foram identificados achados laboratoriais diagnósticos de um episódio depressivo maior. Entretanto, anormalidades no eletroencefalograma podem aparecer em 40% a 60% dos pacientes ambulatoriais e em até 90% dos pacientes internados. Os testes laboratoriais tendem a estar mais alterados em episódios com características melancólicas ou psicóticas e em indivíduos mais severamente deprimidos.

Os achados mais frequentemente associados à polissonografia incluem: (1) perturbações na continuidade do sono, como latência de sono prolongada, despertares intermitentes aumentados e despertar nas primeiras horas da manhã; (2) redução dos estágios 3 e 4 (sono de ondas lentas) do sono de movimentos oculares não rápidos (NREM) com deslocamento da atividade de ondas lentas para longe do primeiro período NREM; (3) latência REM diminuída (isto é, menor duração do primeiro período NREM); (4) maior atividade REM fásica (isto é, o número de movimentos oculares presentes durante o sono REM); e (5) maior duração do sono REM no início da noite. Algumas evidências sugerem que essas anormalidades do sono às vezes persistem após a remissão clínica ou podem preceder o início do primeiro episódio depressivo maior.

■ CARACTERÍSTICAS ESPECIFICAMENTE RELACIONADAS COM A CULTURA, A IDADE E O GÊNERO

As especificidades étnicas e culturais das queixas apresentadas em um episódio depressivo maior influenciam o diagnóstico. Em algumas culturas, a depressão pode ser amplamente vivenciada em termos somáticos em vez de tristeza ou culpa. A experiência depressiva pode ser expressa por meio de queixas de "nervosismo" e dores de cabeça (nas culturas latinas e mediterrâneas), fraqueza, cansaço ou "desequilíbrio" (nas culturas chinesa e asiáticas), ou de problemas do "coração" (nas culturas do Oriente Médio).

O julgamento acerca da seriedade da experiência ou da expressão de disforia (humor irritado) também varia entre as culturas (por exemplo, irritabilidade pode acarretar maior preocupação do que tristeza ou retraimento). Experiências culturalmente distintas (por exemplo, medo de estar enfeitiçado, sensações de "cabeça quente", sensações de insetos ou vermes rastejando sobre a pele ou sensações vívidas de ser visitado pelos mortos) devem ser diferenciadas das alucinações ou delírios que podem fazer parte da depressão psicótica.

Os sintomas básicos de um episódio depressivo maior são os mesmos tanto nas crianças como nos adolescentes, embora dados sugiram que a predominância de sintomas característicos possa mudar com a idade. Certos sintomas, como queixas somáticas, irritabilidade e retraimento social, são particularmente comuns em crianças, enquanto retardo psicomotor, hipersonia e delírios são menos frequentes na pré-puberdade do que na adolescência e na idade adulta. Em pré-púberes, os episódios depressivos maiores ocorrem mais comumente em conjunto com outros transtornos mentais, como o transtorno de déficit de atenção e hiperatividade, o transtorno de conduta e os transtornos de ansiedade. Em adolescentes, os episódios geralmente estão associados a transtorno de conduta, transtorno de déficit de atenção e hiperatividade, transtornos relacionados com o uso de substâncias e transtornos alimentares.

Nos adultos idosos podem predominar particularmente os sintomas cognitivos (por exemplo, desorientação, perda de memória e distração). Uma porção significativa das mulheres relata piora dos sintomas de um episódio depressivo maior alguns dias antes do início da menstruação. Estudos indicam que episódios depressivos ocorrem com frequência duas vezes maior em mulheres do que em homens.

■ CURSO

Os sintomas geralmente se desenvolvem ao longo de dias ou semanas. Um período prodrômico que pode incluir sintomas de ansiedade e leves sintomas depressivos pode ter a duração de semanas a meses antes do início de um episódio depressivo maior completo, cuja duração também é variável. Um episódio que não é tratado dura tipicamente

6 meses ou mais, não importando a idade de início. Na maioria dos casos ocorre a remissão completa dos sintomas, retornando o funcionamento ao nível pré-mórbido normal.

Em uma porção significativa dos casos (talvez 20% a 30%), alguns sintomas depressivos, insuficientes para o pleno atendimento aos critérios de um episódio depressivo maior, podem persistir por meses ou anos e estar associados a alguma incapacitação ou sofrimento (nesse caso é possível anotar o especificador Em Remissão Parcial). A remissão parcial parece ser preditiva de um padrão similar após episódios subsequentes. Em alguns indivíduos (5% a 10%), todos os critérios para um episódio depressivo maior ainda são satisfeitos após 2 anos ou mais.

■ DIAGNÓSTICO DIFERENCIAL

Um episódio depressivo maior deve ser diferenciado de um transtorno do humor devido a uma condição médica geral. Esse último diagnóstico deverá ser estabelecido se a perturbação do humor for considerada a consequência fisiológica direta de uma condição médica geral específica (por exemplo, esclerose múltipla, acidente vascular cerebral, hipotireoidismo). Essa determinação se baseia na história, nos achados laboratoriais ou no exame físico.

Quando estão presentes tanto sintomas depressivos como uma condição médica geral, mas o médico considera que se trata de uma consequência fisiológica direta da condição médica geral, então o transtorno do humor primário e a condição médica geral são condições associadas (por exemplo, infarto do miocárdio). Isso ocorre, por exemplo, quando a depressão é resultante de fatores psicológicos que surgem diretamente do fato de haver uma condição médica geral ou quando não existe uma relação etiológica entre o episódio e a condição médica geral.

Um transtorno do humor induzido por substância é diferenciado de um episódio depressivo maior pelo fato de uma substância (droga de abuso, medicamento ou toxina) estar etiologicamente relacionada com a perturbação do humor. Por exemplo, o humor deprimido que ocorre apenas no contexto da abstinência de cocaína seria diagnosticado como transtorno do humor induzido por cocaína com características depressivas com início durante a abstinência.

Em pessoas idosas, frequentemente é difícil determinar se os sintomas cognitivos (por exemplo, desorientação, apatia, dificuldade de concentração, perda de memória) são mais bem explicados por uma demência ou por um episódio depressivo maior. Uma avaliação médica completa e o estabelecimento do início da perturbação, da sequência temporal dos sintomas depressivos e cognitivos, do curso da doença e da resposta ao tratamento são úteis para essa determinação. O estado pré-mórbido do indivíduo pode ajudar a diferenciar a depressão de uma demência. Nessa última existe geralmente uma história pré-mórbida de declínio das funções cognitivas, ao passo que o indivíduo com um episódio depressivo maior está muito mais propenso a ter um estado pré-mórbido relativamente normal e um declínio cognitivo abrupto associado à depressão.

Os episódios depressivos maiores com humor irritável proeminente podem ser de difícil distinção de episódios maníacos com humor irritável ou de episódios mistos. Essa diferenciação exige uma avaliação criteriosa da presença de sintomas maníacos. Caso sejam preenchidos os critérios tanto para episódio maníaco como para episódio depressivo maior (exceto a duração de 2 semanas), quase todos os dias, por um período mínimo de 1 semana, está estabelecido o diagnóstico de um episódio misto.

A distraibilidade e a baixa tolerância à frustração podem ocorrer tanto em casos de transtorno de déficit de atenção e hiperatividade como de transtorno depressivo maior. Caso sejam satisfeitos os critérios para ambos, o transtorno de déficit de atenção e hiperatividade deve ser diagnosticado, além do transtorno do humor. Entretanto, o clínico deve ter cautela para não superdiagnosticar um episódio depressivo maior nas crianças com transtorno de déficit de atenção e hiperatividade, cuja perturbação do humor se caracteriza mais por irritabilidade do que por tristeza ou perda do interesse.

A depressão maior que ocorre em resposta a um estressor psicossocial é diferenciada de um transtorno de ajustamento com humor deprimido pelo fato de o transtorno de ajustamento não preencher todos os critérios para episódio depressivo maior. Após a perda de um ente querido, mesmo que os sintomas depressivos tenham duração e número suficientes para satisfazer os critérios para um diagnóstico, eles devem ser atribuídos ao luto e não a um episódio depressivo maior, a menos que persistam por mais de 2 meses ou incluam prejuízo funcional acentuado, preocupação pré-mórbida com desvalia, ideação suicida, sintomas psicóticos ou retardo psicomotor.

Finalmente, períodos de tristeza são aspectos inerentes à experiência humana. Esses períodos não devem ser diagnosticados como episódio depressivo maior, a menos que sejam satisfeitos os critérios de gravidade (isto é, cinco dos nove sintomas), duração (isto é, na maior parte do dia, quase todos os dias, por pelo menos 2 semanas) e sofrimento ou prejuízo clinicamente significativos. O diagnóstico de transtorno depressivo sem outra especificação pode se aplicar a apresentações de humor deprimido com prejuízo clinicamente significativo que não satisfazem os critérios de duração ou gravidade[1].

O DSM-5 estabelece especificadores para descrever mais detalhadamente as características do episódio depressivo maior, além dos componentes psicopatológicos necessários para seu diagnóstico, descritos no Quadro 4.1. O transtorno de humor primário e a condição

Quadro 4.1 Especificadores da DSM-5
Gravidade/resposta a tratamento
• Leve, moderada e grave • Remissão parcial, remissão completa e recuperação funcional
Curso
• Episódio único e episódio recorrente
Episódio atual
• Sofrimento ansioso • Características mistas • Características melancólicas • Características atípicas • Características psicóticas (congruentes ou incongruentes com o humor) • Catatonia • Início no periparto • Padrão sazonal (somente recorrente)

médica geral (por exemplo, infarto do miocárdio) são condições associadas quando o médico considera que os sintomas depressivos não são uma consequência fisiológica direta da condição médica geral. Há ainda os especificadores que descrevem psicopatologicamente melhor o episódio atual, ou seja, os subtipos do episódio depressivo maior. Essa identificação é relevante porque tem implicações evolutivas e prognósticas e auxilia o psiquiatra a estabelecer o planejamento terapêutico.

Referências

1. American Psychiatric Association. The Diagnostic and Statistical Manual of Mental Disorders, 5th ed. American Psychiatric Association. Washington, DC, 2013.
2. Dean J, Keshavan. The neurobiology of depression: an integrated view. Asian J Psychiatr 2017; 27:101-11.
3. Akiskal HS, Bourgeois ML, Angst J, Post R, Moller H, Hirscheld R. Re-evaluating the prevalence of and diagnostic composition within the broad clinical spectrum of bipolar disorders. J Affect Disord 2000; 1(suppl. 59);S5-S30.
4. Moreno RA, Moreno DH, Zanetti MV. Transtornos do humor. In: Martins MA, Carrilho FJ, Alves VAF, Castilho EA, Cerri GG, Wen CL eds. Clínica médica. Vol. 6: Doenças dos olhos, doenças dos ouvidos, nariz e garganta, neurologia, transtornos mentais. Barueri, SP: Manole, 2009: 721-2.
5. Lacerda ALT, Borgio JGF, Baldaçara LR et al. As bases neurobiológicas da depressão. In: Lacerda ALT, Quarantini LC, Miranda-Scippa AMA et al. Depressão: do neurônio ao funcionamento social. Porto Alegre: Artmed, 2009:241-4.
6. Klerman GL, Weissman MM. Increasing rates of depression. JAMA 1989 Apr; 261(15):2229-35.
7. Sullivan PF, Neale MC, Kendler KS. Genetic epidemiology of major depression: review and meta--analysis. The American Journal of Psychiatry 2000 Oct; 157(10):1552-62.
8. Bland RC, Newman SC, Orn H. Recurrent and non-recurrent depression. A family study. Archives of General Psychiatry 1986; 43:85-9.
9. Stoppard J. Understanding depression: a feminist social constructionist approach. New York: Routledge, 2000.
10. Brown GW, Moran PM. Single mothers, poverty and depression. Psychological Medicine 1999 Jan; 27(1):21-33.
11. Kendler KS, Thornton LM, Gardner CO. Genetic risk, number of previous depressive episodes and stressful life events in predicting onset of major depression. The American Journal of Psychiatry 2001 Apr; 158(4):582-6.
12. Patten SB, Sedmak B, Russell ML. Major depression: prevalence, treatment utilization and age in Canada. The Canadian Journal of Clinical Pharmacology 2001; 8(3)133-8.

13. Al-Shammari SA, Al-Subaie A. Prevalence and correlates of depression among Saudi elderly. The International Journal of Geriatric Psychiatry 1999 Sep; 14:739-47.
14. Kaufman J, Yang BZ, Douglas-Palumberi H et al. Social supports and serotonin transporter gene moderate depression in maltreated children. Proceedings of the National Academy of Sciences of the United States of America 2004; 101:17316-21.
15. Eley TC, Sugden K, Corsico A et al. Gene-environment interaction analysis of serotonin system markers with adolescent depression. Molecular Psychiatry 2004; 9:908-15.
16. Caspi A, Sugden K, Moffitt TE et al. Influence of life stress on depression: moderation by a polymorphism in the 5-HTT gene. Science 2003; 301:386-9.
17. Mandelli L, Serretti A, Marino E, Pirovano A, Calati R, Colombo C. Interaction between serotonin transporter gene, catechol-O-methyltransferase gene and stressful life events in mood disorders. International Journal of Neuropsychopharmacology 2007; 10:43-7.
18. Shelton RC. The molecular neurobiology of depression. The Psychiatry Clinics of North America 2007 Mar; 30(1):1-11.
19. Smith MA, Makino S, Kvetnansky R, Post RM. Stress and glucocorticoids affect the expression of BDNF and NT-3 MRNAs in the hippocampus. Journal of Neuroscience 1995; 15:1768-77.
20. Sher L. Combined dexamethasone suppression-corticotropin releasing hormone stimulation test in studies of depression, alcoholism, and suicidal behavior. Scientific World Journal 2006; 6:1398-404.
21. Zobel AW, Nickel T, Sonntag A, Uhr M, Holsboer F, Ising M. Cortisol response in the combined dexamethasone/CRH test as predictor of relapse in patients with remitted depression. A prospective study. Journal of Psychiatric Research 2001; 34:171-81.

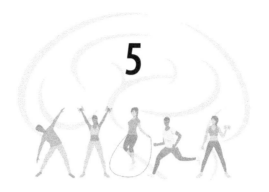

Postura e Imagem Corporal no Transtorno Depressivo

Janette Zamudio Canales • Ricardo Alberto Moreno

■ INTRODUÇÃO

A depressão é uma síndrome com várias formas clínicas e é caracterizada por manifestações psicológicas, físicas e comportamentais em decorrência de alterações na química do cérebro que acometem o organismo como um todo. Além dos sintomas psicológicos e comportamentais, cabe ressaltar que mais de 50% dos pacientes com depressão apresentarão sintomas dolorosos, dentre outros sintomas físicos. Por isso, este capítulo revisa a relação entre postura, imagem corporal e depressão.

■ POSTURA

O termo *postura* costuma ser usado para descrever o alinhamento biomecânico dos segmentos corporais e a orientação do corpo em relação ao ambiente. Essa orientação, também denominada orientação postural, define-se pela capacidade de manter uma relação adequada entre os segmentos corporais e entre o corpo como um todo e seu ambiente[1,2]. Já se sabe que existem alguns fatores condicionantes da postura: os fatores orgânicos (secundários às doenças), mecânicos (resistência muscular, traumas) e emocionais, e os ligados à hereditariedade e à etnia, à flexibilidade, à força muscular, à visão, aos hábitos e ao funcionamento da articulação temporomandibular[2-4].

Uma relação entre emoção e postura é observada em animais e seres humanos. Essa relação se refere à ligação funcional entre o estágio de variação da reação emocional e as respostas específicas posturais que refletem e acompanham o comportamento[5].

A postura reflete frequentemente a atitude mental. Nos estados de exaltação, confiança e satisfação, o corpo se manifesta por meio de uma postura ereta e alerta[2]. A postura é a expressão somática de emoções, impulsos e regressões, podendo se refletir, inconscientemente, no movimento exterior do corpo da pessoa. Desse modo, a postura pode ser considerada uma forma verdadeira e específica de linguagem, uma vez que cada um se move como se sente (por exemplo, uma pessoa cansada e deprimida apresenta ombros caídos, o dorso encurvado e o colo deprimido)[3].

Os indivíduos submetidos a estresse refletem todas as emoções em seu corpo, e todo o organismo adota uma postura retraída visível, principalmente na cadeia muscular posterior, que se contrai[6].

A postura e a imagem corporal estão intimamente ligadas. A imagem corporal determina as diferenças e a plasticidade da organização postural. Como a todo instante ocorrem contínuas alterações de posições e de percepções táteis e visuais, o modelo postural vai sendo remodelado à medida que os detalhes (posição do pescoço, mímica facial e outros) se alternam, criando novas formas. As experiências corporais são constantes e levam o sujeito a viver em contínua diferenciação e integração.

O modelo postural correto é individual e se constrói com base no tônus[7]. Tônus muscular é o estado de tensão elástica (contração ligeira) que apresenta o músculo em repouso e que lhe permite iniciar a contração rapidamente após o impulso dos centros nervosos. Em um estado de relaxamento completo (sem tônus), o músculo levaria mais tempo para iniciar a contração. Os músculos se mantêm normalmente em um estado de contração parcial, o tônus muscular, que é causado pela estimulação nervosa e é um processo inconsciente que mantém os músculos preparados para entrar em ação. Quando o nervo que estimula um músculo é cortado, este perde tônus e se torna flácido. Estados de tensão emocional podem aumentar o tônus muscular, causando a sensação física de tensão muscular, o que pode alterar a postura[7].

Em um estudo inédito, realizado em 2012, a pesquisadora Amy Cuddy avaliou as posturas de poder e como elas alteram a bioquímica do corpo. Algumas posturas corporais produzem testosterona, o hormônio associado à liderança, à confiança e à dominância. As posturas que refletem fraqueza produzem cortisol, o hormônio associado ao estresse.

No estudo, os níveis de testosterona (presente em homens e mulheres) e cortisol foram medidos através da saliva. Em seguida, os voluntários foram direcionados para quartos isolados e permaneceram em posições de poder ou de fraqueza por 2 minutos. Logo depois foram desafiados a participar de apostas e puderam escolher correr risco ou não. Ao final, os níveis dos hormônios foram medidos novamente. Os voluntários que ficaram em posições de poder assumiram mais risco no jogo e seus níveis de testosterona aumentaram, enquanto os de cortisol diminuíram. Nos indivíduos que assumiram posições de fraqueza, o resultado foi inverso.

Nas posturas de poder, o corpo se expande e se abre. Quando se faz isso com o corpo, há uma sensação de confiança e, em seguida, a mente trabalha para moldar seu estado interior a partir dessa postura. Pessoas que exercem liderança adotam posturas de poder de modo muitas vezes inconsciente para demonstrar autoridade e autoconfiança. Um atleta, mesmo cego e sem nunca ter visto o gesto de elevar os braços, repete a postura sempre que vence uma competição, demonstrando ser um campeão[7a].

■ IMAGEM CORPORAL

A imagem corporal é a figuração do próprio corpo formada na mente do indivíduo, ou seja, o modo pelo qual o corpo se apresenta para cada pessoa, envolvido pelas sensações e experiências imediatas[7]. O modelo de formação da imagem corporal atual propõe sete itens que seriam responsáveis pelo desenvolvimento e a manifestação da imagem corporal[8]:

1. **História de percepções:** estímulos físicos percebidos na história do indivíduo influenciam o desenvolvimento da noção, fazendo a

pessoa associar o que é visto ao que é lembrado[9]. Assim, durante a vida o indivíduo recebe estímulos visuais e táteis a respeito de sua aparência física e da forma do corpo que comporão uma representação mental de seu corpo.

2. **História de flutuação do peso:** a preocupação em voltar a "ser gordo" permeia o imaginário daqueles que já tiveram sobrepeso e/ou obesidade. Ao que parece, a satisfação corporal se mantém por até 2 anos após a perda de peso, quando a insatisfação corporal e o medo de recuperar o peso aparecem[10].

3. **Normas sociais e culturais:** as normas sociais fazem do corpo um terreno cheio de significados simbólicos, informam sobre a posição social do indivíduo e, muitas vezes, demonstram um sinal de seu *status* social[11].

4. **Atitudes individuais relacionadas com o peso e a forma física:** ideias como "fazer regime", "usar medicação" e "se cuidar bastante" fazem parte do repertório vivencial das mulheres desde a adolescência[12].

5. **Variáveis cognitivas e afetivas:** expressões verbais e comentários de familiares relativos à comida, ao peso e à forma física podem influenciar diretamente a autoestima dos filhos.

6. **Psicopatologia individual:** as características de personalidade, como o narcisismo e sua relação com a imagem corporal, têm sido muito estudadas[13], assim como os transtornos de humor e o transtorno obsessivo-compulsivo[14].

7. **Variáveis biológicas:** sabe-se que a taxa de metabolismo basal baixa está diretamente relacionada com o ganho de peso. A época da menarca também pode ter influência impactante na imagem corporal (Figura 5.1)[15].

Para a compreensão da imagem corporal é preciso abordar a questão psicológica central, que é a relação entre as impressões dos sentidos, dos movimentos e da mobilidade geral do indivíduo. Ao perceber ou imaginar um objeto, ou quando se constrói a imagem de um objeto, o indivíduo não age meramente como um aparelho perceptivo, pois sempre existe uma personalidade que experimenta a percepção[7].

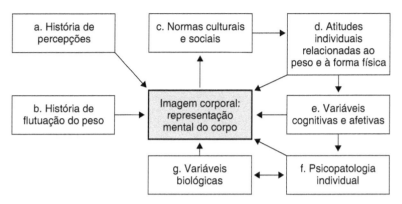

Figura 5.1 ■ Modelo de fatores que influenciam o desenvolvimento e a manifestação da imagem corporal.

O conceito mais aceito sobre imagem corporal envolve três componentes:

- O perceptivo, que se relaciona com a precisão da percepção da própria aparência física, envolvendo uma estimativa do tamanho corporal e do peso.
- O subjetivo, que envolve aspectos como a satisfação com a aparência, o nível de preocupação e a ansiedade a ela associada.
- O comportamental, que focaliza as situações evitadas pelo indivíduo por experimentar desconforto associado à aparência corporal[16].

As alterações da imagem corporal podem ser encontradas tanto em transtornos neurológicos como em transtornos psiquiátricos, como anorexia nervosa e bulimia nervosa[17]. Atualmente, a imagem corporal é estudada também em homens, sendo verificada uma preocupação excessiva com o aspecto do corpo. Vale ressaltar a influência da mídia para fortalecer a ideia de "corpo ideal"[18,19]. A imagem corporal se refere a uma experiência psicológica multifacetada, não ligada apenas à aparência física. Abrange um organismo ligado à autopercepção e a atitudes, incluindo pensamentos, crenças, sentimentos e comportamentos[20].

■ DEPRESSÃO E SINTOMAS FÍSICOS

O paciente portador de depressão apresenta sinais e sintomas, como humor deprimido, alteração no apetite, perturbação do sono, energia reduzida, cansaço, fadiga, motivação diminuída e ansiedade. Alguns autores consideram as mudanças da psicomotricidade e da volição, no caso o retardo psicomotor, uma das principais alterações causadas pela depressão[21]. O retardo ou a lentidão psicomotora afeta de diferentes maneiras a mente e o corpo, assim como a falta de energia[21].

O paciente depressivo se apresenta com a postura curvada, sem movimentos espontâneos e com um olhar abatido, desviado[22]. Sua aparência pode ser percebida durante a entrevista a partir de uma expressão facial triste, um olhar melancólico, a testa franzida, ombros curvados com tendência ao choro, ou um olhar arregalado, apreensivo[23]. McDaniel e cols. (2004) descreveram uma prega peculiar em forma de triângulo no canto nasal da pálpebra superior associada à depressão, comprovando, por meio da eletromiografia, alterações distintas no tônus dos músculos faciais corrugador e zigomático[24].

■ ESTUDO-CONTROLE: POSTURA E IMAGEM CORPORAL EM INDIVÍDUOS COM DEPRESSÃO

Nesse estudo foram avaliados o alinhamento postural e a imagem corporal de pacientes depressivos durante o episódio e na remissão parcial ou completa após tratamento medicamentoso padronizado. Foram analisados 34 pacientes depressivos (26 mulheres e oito homens) e 37 pacientes saudáveis (29 mulheres e oito homens) com idades entre 28 e 50 anos[25]. A postura foi avaliada por meio da técnica de fotogrametria na posição ortostática (Figura 5.2). O *software* CorelDraw® foi utilizado para efetuar as medidas lineares e angulares das posturas através dos pontos anatômicos assinalados com marcadores adesivos no centro das proeminências ósseas[26].

Os resultados mostram que os pacientes com depressão apresentaram alteração da postura corporal no episódio depressivo com flexão acentuada da cabeça, abdução da escápula, retroversão pélvica e aumento da cifose torácica (Figura 5.3).

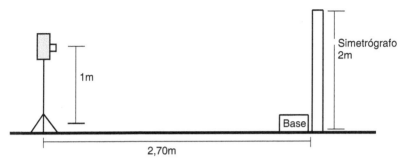

Figura 5.2 ■ Esquema ilustrativo da técnica de fotogrametria. Câmera a 1m de altura e a 2,7m de distância do simetrógrafo; na base, indivíduo em posição ortostática se posiciona olhando para a frente da câmera. (Canales et al., 2010.)

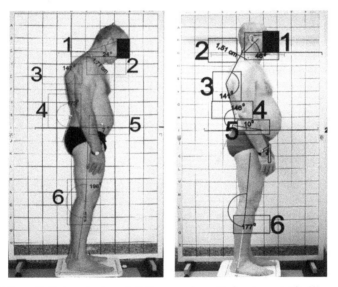

Figura 5.3 ■ Variáveis posturais em indivíduos com depressão durante o episódio (**A**) e na remissão (**B**). (*1:* postura da cabeça [graus]; *2:* postura do ombro [cm]; *3:* cifose torácica [graus]; *4:* lordose lombar [graus]; *5:* inclinação pélvica [graus]; *6:* postura do tornozelo [graus].) (Canales et al., 2010.)

Na comparação entre os pacientes depressivos no episódio e o grupo-controle foi comprovado que a inclinação anterior da cabeça e o aumento da cifose torácica são características marcantes nos depressivos. Os pacientes depressivos com mais recorrências apresentaram alterações posturais ainda mais severas, quando comparados aos pacientes com episódio único depressivo. Houve diminuição do ângulo do tornozelo, que significa tendência a tornozelo valgo, diminuição da lordose, ou seja, mais "retificado", postura cifótica e ombro mais protruso. As alterações posturais frequentes atuam como fator predisponente de incapacidade e provocam alterações na qualidade de vida[27].

A postura cifótica compromete a musculatura, diminuindo a flexibilidade dos músculos do tórax anterior (intercostais), dos músculos do membro superior originados no tórax (peitorais maior e menor, grande dorsal e serrátil anterior) e dos músculos da coluna cervical e da cabeça (levantador da escápula e trapézio superior)[28]. Na postura há uma inter-relação entre cabeça, coluna cervical, tórax, coluna lombar e pelve, e prováveis desvios em uma região afetarão as outras áreas. Essa alteração pode levar a encurtamento muscular, dor miofascial, compressão articular, tensão e espasmo muscular[29]. Com a remissão dos sintomas houve melhora da postura corporal. Esses dados contribuem para a caracterização objetiva da "postura depressiva", sobre a qual existiam apenas descrições de relatos observacionais (Quadro 5.1).

Com relação à imagem corporal, comprovou-se que os pacientes durante o episódio depressivo apresentavam insatisfação quanto à imagem corporal, o que talvez possa estar relacionado com a tristeza e o desânimo decorrentes da própria doença de base. No entanto, na remissão já não apresentavam insatisfação com a própria imagem corporal, e isso se correlacionou com a melhora dos sintomas depressivos medidos por meio das escalas de avaliação de depressão. O grupo-controle não apresentou insatisfação com a própria imagem.

Muitos estudos da literatura relacionam a distorção da imagem corporal com a presença de alterações no comportamento alimentar e sintomas depressivos. A preocupação com a alteração da imagem corporal é um fator prevalente que pode estar associado a autocrenças negativas ou não[30,31]. Portanto, o desalinhamento postural e a insatisfação com a própria imagem são alterações que devem ser consideradas agravantes na depressão. Uma intervenção física com o objetivo de melhorar esses aspectos pode ajudar os indivíduos com depressão a aumentarem a relação com o próprio corpo e assim utilizá-lo como meio terapêutico.

Quadro 5.1 Comparação das posturas em indivíduos com depressão durante o episódio e na remissão e controles

Variáveis pontuais	Lado	Controles Média	Controles DP	Depressivos Episódio Média	Depressivos Episódio DP	p_1	Depressivos Remissão Média	Depressivos Remissão DP	p_2	p_3
Postura da cabeça (*)	D	53,92	5,35	37,56	10,57	0,288	52,06	6,35	0,288	<0,001*
	E	52,57	5,06	36,88	11,03	0,588	51,85	5,99	0,588	<0,001*
Postura do ombro (cm)	D	2,04	0,46	1,79	0,62	0,022*	1,76	0,54	0,022*	0,730
	E	2,02	0,60	1,79	0,59	0,012*	1,66	0,59	0,012*	0,155
Postura da escápula (cm)	D	2,51	0,48	2,67	0,68	0,322	2,44	0,51	0,322	0,124
	E	2,53	0,46	2,65	0,52	0,743	2,47	0,50	0,743	0,046
Cifose torácica (*)	D	145,05	5,99	139,32	4,61	0,769	145,06	5,00	0,769	<0,001*
	E	146,19	5,72	140,06	5,06	0,682	145,62	5,15	0,682	<0,001*
Lordose lombar (*)	D	144,76	6,15	147,80	7,58	0,127	147,03	7,26	0,127	0,162
	E	145,70	6,68	147,74	7,99	0,137	147,59	7,32	0,137	0,0898
Inclinação pélvica (*)	D	11,38	4,14	10,00	4,04	0,575	10,82	3,63	0,575	0,093
	E	11,51	3,75	10,12	4,04	0,896	11,62	2,86	0,896	0,012*
Postura do joelho (*)	D	178,76	4,34	177,71	5,40	0,560	178,62	5,50	0,560	0,259
	E	179,92	4,45	177,94	4,63	0,138	178,62	4,35	0,138	0,373
Postura do tornozelo (*)	D	4,57	2,03	5,24	2,49	0,842	4,85	1,82	0,842	0,229
	E	4,20	2,25	4,58	3,00	0,513	4,12	2,61	0,513	0,607

p_1: comparação entre depressivos no episódio e grupo-controle; p_2: comparação entre depressivos na remissão e grupo-controle; p_3: comparação entre depressivos no episódio e na remissão.

Referências

1. Shumway-Cook A, Woollacott MH. Motor control: theory and practical applications. Maryland: Lippincoot Williams and Wilkins, 2001.
2. Horak FB, Macpherson JM. Postural orientation and equilibrium. In: Shepard J, Rowell L eds. Handbook of physiology, section 12. Exercise: regulation and integration of multiple systems. New York: Oxford University, 1996: 255-92.
3. Kendali FP, McCreary EK. Músculos: provas e funções. São Paulo: Manole, 1996.
4. Wright EF, Domenech MA, Fischer JR Jr. Usefulness of posture training for patients with temporomandibular disorders. J Am Dent Assoc 2000; 131(2):202-10.
5. Darwin C. A expressão das emoções no homem e nos animais. São Paulo: Companhia das Letras, 2000.
6. Braccialli LMP, Villarta R. Postura corporal: reflexões teóricas. Fisioter Mov 2001; 14(1):65-71.
7. Schilder P. A imagem do corpo: as energias construtivas da psique. São Paulo: Martins Fontes, 1994.
7a. Cuddy AJ, Wilmuth CA, Carney DR. The benefit of power posing before a high-stakes social evaluation. Harvard Business School working paper series# 2012,13-027.
8. Slade PD. What is body image? Behav Res Ther 1994; 32(5):497-502.
9. Sternberg RJ. Percepção. In: Psicologia cognitiva. Porto Alegre: Artmed, 2000: 111-48.
10. Annis NM, Cash TF, Hrabosky JI. Body image and psychosocial differences among stable average weight, currently overweight, and formerly overweight women: the role of stigmatizing experiences. Body Image 2004; 1:155-67.
11. Saikali CJ, Soubhia CS, Scalfar BM. Imagem corporal nos transtornos alimentares. Rev Psiquiatr Clín 2004; 31(4):164-6.
12. Conti MA. Os aspectos que compõem o conceito de imagem corporal pela ótica do adolescente. Rev Bras Cresc Desenv Hum 2008 Dec 1; 18(3):240-53.
13. Tavares MCGC. Imagem corporal: conceito e desenvolvimento. Barueri: Manole, 2003: 147.
14. Fontenelle LF, Cordas TA, Sassi E. Transtornos alimentares e os espectros do humor e obsessivo-compulsivo. Rev Brás Psiquiatr 2002; 24(Supl III):24-8.
15. Schoeller DA. The energy balance equation: looking back and looking forward are two different views. Nutr Rev 2009; 67(5):249-50.
16. Thompson JK. Body image, eating disorders and obesity. Washington D.C.: American Psychological Association, 1996.
17. Cordás TA, Castilho S. Imagem corporal nos transtornos alimentares-instrumentos de avaliação: "Body Shape Questionnaire". Psiquiatr Biol 1994; 2(1):17-21.
18. Lavender JM, Gratz KL, Anderson DA. Mindfulness, body image, and drive for muscularity in men. Body Image 2012; 8(2):289-92.
19. Birkeland R, Thompson JK, Herbozo S, Roehrig M, Cafri G, Van den Berg P. Media exposure, mood, and body image dissatisfaction: an experimental test of person versus product priming. Body Image 2005; 2(1):53-61.

20. Cash TF. Body image: past, present, and the future. Body Image 2004; 1(1):1-5.
21. Akiskal HS. Mood disorders: In: Sadock BJ, Sadock VA. Comprehensive textbook of psychiatry/VII. Philadelphia: 2000: 1284-98.
22. Moreno DH, Dias RS, Moreno RA. Psiquiatria básica. Porto Alegre: Artmed, 2007.
23. Cailliet R. Síndrome da dor lombar. Porto Alegre: Artmed, 2001.
24. McDaniel WW, Brar B, Srirama M, Shameem S, Kaur A. Prevalence of veraguth's eyelid folds during depression in different ethic groups. J Nerv Ment Dis 2004; 192(10):705-7.
25. Canales JZ, Cordás TA, Fiquer JT, Cavalcante AF, Moreno RA. Posture and body image in individuals with major depressive disorder: a controlled study. Rev Bras Psiquiatr 2010; 32(4):375-80.
26. Penha PJ, João SMA, Casarotto RA, Amino CJ, Penteado DC. Postural assessment of girls between 7 and 10 years of age. Clinics 2005; 60(1):9-16.
27. Brito Jr. CA. Alterações posturais. In: Lianza S. Medicina de reabilitação. Rio de Janeiro: Guanabara Koogan, 1995.
28. Magee JD. Avaliação musculoesquelética. São Paulo: Manole, 2005.
29. Bruno AG, Anderson DE, D'Agostino J, Bouxsein ML. The effect of thoracic kyphosis and sagittal plane alignment on vertebral compressive loading. J Bone Miner Res 2012 (In press).
30. Cooper MJ. Beliefs and their relationship to eating attitudes and depressive symptoms in men. Eat Behav 2006; 7:423-6.
31. Matos MIR, Aranha LS, Faria AN, Ferreira SRG, Josué B, Zanella MT. Binge eating disorder, anxiety, depression and body image in grade III obesity patients. Rev Bras Psiquiatr 2002; 24(4):165-9.

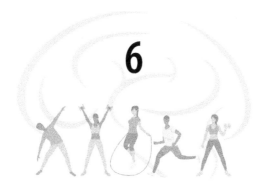

Tratamento da Depressão

Maria Eugenia Mesquita • Rita Regina Fabri

■ INTRODUÇÃO

A depressão é um dos mais importantes e prevalentes problemas atuais de saúde pública, sendo essencial seu tratamento precoce para minimizar os graves impactos negativos individuais e sociais decorrentes dessa doença.

Entretanto, o forte estigma ainda existente em relação aos transtornos mentais[1] e a presença de barreiras que impedem o acesso dos pacientes aos serviços de saúde mental[2] dificultam o tratamento da depressão, piorando sua evolução e prognóstico.

Assim, a depressão foi escolhida como tema para o Dia Mundial da Saúde em 2017[3] em razão da necessidade de incentivar o tratamento precoce, fornecendo informações sobre a doença e seus tratamentos.

Considerando as diversas apresentações clínicas da depressão e o contexto histórico e psicossocial de cada paciente, o tratamento deve ser sempre individualizado e pode exigir diferentes abordagens terapêuticas. Os objetivos principais do tratamento são a remissão dos sintomas e a prevenção de novos episódios depressivos.

Entre as intervenções preconizadas, as mais indicadas são a psicofarmacoterapia e as diversas psicoterapias[4-7]. A prescrição de atividade/

exercício físico, objeto deste livro, é atualmente recomendada como uma importante estratégia para o tratamento da depressão[6,8,9].

As diversas abordagens recomendadas devem compor um projeto terapêutico individualizado, construído preferencialmente por uma equipe multidisciplinar com a anuência do paciente e/ou de seus familiares. Esse projeto visa à recuperação do indivíduo até seu funcionamento prévio, isto é, sua condição psíquica anterior ao início dos sintomas. Estratégias para redução dos fatores de risco e medidas preventivas contra a depressão também fazem parte desse projeto.

■ ESTRATÉGIAS TERAPÊUTICAS

As diversas estratégias terapêuticas indicadas nos manuais de orientação para o tratamento da depressão são apresentadas em algoritmos (sequências de passos e alternativas) com base em evidências científicas e no consenso entre especialistas.

A psicofarmacoterapia, uma das estratégias médicas mais preconizadas para o tratamento da depressão, será particularmente o foco deste capítulo. Outras terapêuticas, como métodos biológicos (estimulação cerebral, cronoterapias), psicoterapias e terapias alternativas, serão brevemente relatadas. A atividade/exercício físico, importante estratégia terapêutica, encontra-se amplamente abordada em outros capítulos desta obra.

■ PSICOFARMACOTERAPIA

Antidepressivos

Os antidepressivos são consensualmente considerados as medicações de primeira escolha para o tratamento da depressão. Sua indicação é preconizada desde a década de 1950, inicialmente com os inibidores da monoaminoxidase (IMAO) e posteriormente com a introdução dos antidepressivos tricíclicos e tetracíclicos (ADT), denominados antidepressivos de primeira geração. Embora essas drogas tenham um efeito antidepressivo eficaz, seu baixo perfil de segurança e os efeitos colaterais importantes limitam seu uso.

Assim, para manter a eficácia antidepressiva com menor perfil de efeitos colaterais e maior segurança, novas drogas foram pesquisadas para o tratamento da depressão. A fluoxetina foi o primeiro agente inibidor seletivo liberado para uso clínico, em 1988. A partir daí, novos antidepressivos seletivos, conhecidos como antidepressivos de segunda geração, foram disponibilizados no mercado.

Como uma parcela dos pacientes deprimidos não responde ou responde parcialmente aos antidepressivos e a outros tratamentos disponíveis, novos agentes antidepressivos continuam a ser pesquisados.

Mecanismos de ação

Os principais mecanismos de ação dos agentes antidepressivos consistem em seus efeitos sobre os sistemas de neurotransmissores da classe das monoaminas noradrenalina (NA), dopamina (DA) e serotonina (5-HT), envolvidos na base biológica da depressão. Além dessa base conhecida, uma rede complexa de inter-relações de fatores biológicos, genéticos, psicológicos e ambientais está envolvida na fisiopatologia da depressão.

Antidepressivos de primeira geração

Inibidores da monoaminoxidase

Os IMAO são divididos em três grupos: os irreversíveis e não seletivos e os inibidores reversíveis e seletivos da monoaminoxidase A (IRMA) e da monoaminoxidase B (Quadro 6.1).

Os IMAO irreversíveis e não seletivos se ligam à monoaminoxidase de modo irreversível, destruindo definitivamente a ação dessa enzima. Seus efeitos antidepressivos estão relacionados com a metabolização das aminas NA e DA. O efeito colateral mais comum é a tontura, mas

Quadro 6.1 Classificação dos inibidores da monoaminoxidase
IMAO irreversível não seletivo: fenelzina, tranilcipromina, isocarboxazida, iproniazida
IMAO reversível e seletivo da MAO-A (IRMA): moclobemida
IMAO reversível e seletivo da MAO-B: selegina

pode ocorrer hipotensão ortostática, insônia ou disfunção sexual, e alguns pacientes podem apresentar incontinência urinária.

Os efeitos adversos mais graves são decorrentes da ingestão de alimentos ricos em tiramina, que liberam NA e outras aminas simpaticomiméticas que não são destruídas pela inibição da monoaminoxidase. A pressão arterial pode se elevar drasticamente e chegar a causar hemorragia cerebral. Esse risco pode ser diminuído ao se evitar a ingestão de certos alimentos, como queijos maturados, molho de soja e chocolates, entre outros, e algumas bebidas, como cerveja e vinho.

A associação a algumas medicações, como analgésicos e agentes simpaticomiméticos, também pode causar quadros graves e súbitos de hipertensão arterial e hipertermia, tornando muitas vezes necessária a adoção de medidas emergenciais de suporte.

Os IMAO seletivos e reversíveis apresentam risco menor de deflagrar crises hipertensivas, mas seu efeito antidepressivo é limitado, principalmente quando prescritos em doses baixas. A eficácia antidepressiva aumenta com o incremento das doses, embora doses mais altas possam acarretar crises hipertensivas semelhantes às provocadas por IMAO irreversíveis, sendo necessário, portanto, recomendar com ênfase a dieta restritiva em tiramina.

O IMAO seletivo e reversível da monoaminoxidase B previne processos neurodegenerativos e é indicado para prevenir a progressão da doença de Parkinson.

Antidepressivos tricíclicos e tetracíclicos[11]

Os ADT são classificados segundo sua estrutura química (Quadro 6.2). Como outras drogas não seletivas, apresentam um perfil maior de efeitos colaterais e tolerabilidade menor. Seu baixo perfil de segurança, relacionado com a dose considerada letal, aumenta a possibilidade de toxicidade e suicídio com sobredoses da medicação.

Os efeitos colaterais mais comuns são atribuídos ao bloqueio de receptores alfa-1-adrenérgicos, colinérgicos, histaminérgicos e serotoninérgicos.

Quadro 6.2 Antidepressivos tricíclicos e tetracíclicos
ADT tricíclicos: imipramina, amitriptilina, clomipramina, desipramina
ADT tetracíclicos: doxepina, nortriptilina, protriptilina, trimipramina, maprotilina

Quadro 6.3	Efeitos colaterais dos antidepressivos relacionados com o bloqueio de receptores			
Alfa-1-adrenérgicos	**Anticolinérgicos**	**Histaminérgicos**	**5-HT2-érgicos**
Náusea	Ganho de peso	Ganho de peso	Ganho de peso
Insônia	Sonolência	Sonolência	Alterações de sono
Agitação	Confusão	Sedação	Tonturas
Cefaleia	Boca seca	Fadiga	Fadiga
Tontura	Visão turva	Tontura	Irritabilidade
Disfunção erétil e ejaculatória	Constipação intestinal	Náusea	Disfunções sexuais
Hipertensão	Aumento da pressão ocular	Hipotensão	Hipotensão
Vertigens	Retenção urinária	Hipotensão	
Taquicardia	Taquicardia		

Outros efeitos colaterais estão relacionados com anormalidades na condução cardíaca que podem levar a arritmias cardíacas (Quadro 6.3).

Antidepressivos de segunda geração

Os antidepressivos de segunda geração são classificados de acordo com seus principais mecanismos de ação, associados à seletividade em relação aos sistemas dos neurotransmissores NA, DA e 5-HT. São classificados como inibidores seletivos de recaptura de serotonina (ISRS), de noradrenalina (ISRN) e de dopamina (ISRD), e de dupla recaptura de serotonina e de dopamina (ISRNS).

Alguns antidepressivos têm mecanismos específicos de ação, como a mirtazapina, um bloqueador alfa-1-adrenérgico, e a agomelatina, que, além de sua ação como ISRS, é também um agonista de melatonina[12] (Quadro 6.4).

Os efeitos colaterais dos antidepressivos de segunda geração são mais frequentes no início do tratamento ou com o aumento da dose, embora possam ocorrer efeitos colaterais tardios. Esses efeitos variam de classe para classe e também podem sofrer variações dentro da mesma classe, como sonolência com o uso de paroxetina, o único ISRS com perfil sedativo.

Quadro 6.4 Classificação dos antidepressivos de segunda geração

ISRS	ISRSN	ISRD	ISRN
Citalopram Escitalopram Fluoxetina Fluvoxamina Paroxetina Sertralina	Venlafaxina Desvenlafaxina Duloxetina Levomilnaciprano Milnaciprano	Bupropiona Amineptina	Reboxetina Atomoxetina Vortioxetina

Antagonista do receptor 5-HT2	ISRS + agonista da melatonina	Antagonista alfa-2 adrenorreceptor	ISRS + agonista 5-HT1A	ISRS + agonista 5-HT1B
Nefazodona Trazodona	Agomelatina	Mianserina Mirtazapina	Vilazodona	Vortioxetina

Novos antidepressivos: cetamina e escetamina

A cetamina, uma droga antagonista de N-metil-D-aspartato (NMDA), é um agonista opioide utilizado como anestésico desde a década de 1960. Pesquisas recentes demonstraram que tanto a cetamina como seu metabólito, a escetamina, podem ter efeitos antidepressivos atribuídos à sua ação sobre o sistema glutaminérgico, o qual pode estar envolvido na fisiopatologia da depressão[11,13,14]. Seus efeitos adversos sobre a cognição, a percepção e a pressão arterial, assim como o potencial para uso abusivo, são semelhantes aos de outros opioides[11].

Escolha do antidepressivo

Os antidepressivos de segunda geração são a primeira escolha para o tratamento da depressão em vista de seu baixo perfil de efeitos colaterais (Quadro 6.5), alto nível de segurança e baixo custo de algumas drogas, sendo indicados para o tratamento de episódios depressivos moderados ou graves e para o tratamento preventivo em pacientes com depressão recorrente. Podem também ser indicados em caso de episódios depressivos leves, quando há importante sofrimento ou prejuízo nas relações interpessoais e sociais.

Quadro 6.5 Efeitos colaterais dos antidepressivos de segunda geração

Antidepressivos / Efeitos colaterais	ISRS	IRSN	Antag. 5-HT2	ISRND	Alfa-2 adren.	IRN	ISRS ag. 5-HT1A	Antag. 5-HT ag. 5-HT1B	Bloqueio 5-HT2 ag. melatonina
Boca seca		x	xx	xx	xx	x			
Ganho de peso		xx			xxx				
Disfunção sexual	x	xx							
Náusea	Xx	xx	x				xx	xxx	xx
Vômitos	x						xx	xx	xx
Diarreia	x						xxx		Xx
Constipação intestinal		x				x			
Sudorese	x	x	xx	xx	x	xx	xx	xx	xx
Insônia	x			xx					
Agitação	x								
Tremores				xx					
Sonolência	x		xxx*		xxx				xxx
Aumento da frequência cardíaca		x							
Aumento da pressão arterial		x				x			
Redução da pressão arterial ortostática			xx		x				
Convulsão				xx	x				
Tonturas					x				xx
Retenção urinária		x							

*Trazodona.

Antag: antagonista; adren: adrenérgico; ag: agonista; X: leve; XX: moderado; XXX: intenso.

Os antidepressivos de primeira geração (IMAO e ADT) são indicados como segunda opção de tratamento para os pacientes que não respondem aos novos antidepressivos. Os IMAO irreversíveis e não seletivos apresentam maior eficácia antidepressiva, quando comparados aos IMAO seletivos e reversíveis, que têm menor perfil de efeitos colaterais. Atualmente, apenas a versão transdérmica do IMAO-B (selegina) é indicada como antidepressivo[11].

Para a escolha do antidepressivo devem ser considerados:

- Idade e períodos de gestação e amamentação.
- História pregressa e/ou atual de doenças clínicas.
- História pregressa e/ou atual de transtornos psiquiátricos, especialmente transtornos do humor.
- Subtipo e intensidade dos sintomas.
- Experiências prévias com determinada medicação.
- Efeitos colaterais e interações medicamentosas com outras drogas em uso.

A escolha do antidepressivo para crianças e adolescentes deve levar em conta, além da aprovação das drogas para utilização nessas faixas etárias, a presença frequente de comorbidades com outros transtornos psiquiátricos[15], como déficit de atenção e hiperatividade em crianças e abuso de drogas na adolescência. Quanto aos idosos, devem ser observadas maior vulnerabilidade para efeitos colaterais, comorbidade com outras condições ou doenças clínicas e possibilidade de interação medicamentosa em virtude do tratamento de doenças comórbidas[16].

Embora o uso de medicações não seja recomendado nos períodos de gestação e amamentação, alguns antidepressivos específicos podem ser utilizados quando necessário.

Os antidepressivos não constituem a primeira escolha para o tratamento da depressão bipolar, mas podem ser indicados sempre em associação aos estabilizadores do humor, de preferência pelo menor tempo possível, tendo em vista o risco de desencadear a ciclagem de episódios depressivos para (hipo)mania[17]. A pesquisa da história familiar de transtornos do humor pode auxiliar o diagnóstico de um primeiro episódio de depressão bipolar.

Doenças clínicas, principalmente as que podem exibir sintomas comuns à depressão, como anemia, deficiências vitamínicas, hipotireoidismo, câncer, AIDS, lúpus e hipopituitarismo, devem ser pesquisadas. Medicações antidepressivas podem ser recomendadas, se os sintomas depressivos forem importantes ou se persistirem após o tratamento.

Algumas medicações que podem desencadear sintomas depressivos, como corticosteroides, betabloqueadores, benzodiazepínicos, antipsicóticos, antirretrovirais, interferon e anti-hipertensivos, devem, se possível, ser substituídas. Em alguns casos pode ser indicado o uso concomitante de medicamentos antidepressivos.

Embora os antidepressivos apresentem eficácia semelhante, algumas drogas são mais indicadas para determinados perfis de sintomas, como a duloxetina para depressão com sintomas dolorosos, a bupropiona para depressão com sintomas atípicos e a mirtazapina em caso de insônia e/ou sintomas de ansiedade[11]. Respostas prévias positivas podem determinar a escolha da medicação.

Quando é necessária a mudança de um agente serotoninérgico para um IMAO, ou vice-versa, deve ser sempre respeitado um período mínimo de 14 dias sem a droga. O uso concomitante de agentes serotoninérgicos pode levar a uma síndrome caracterizada por tremores, desregulação autonômica, rigidez e mioclonia, que podem evoluir para hipertermia, coma e óbito. Pode ser necessário atendimento emergencial para medidas de suporte.

A associação de antidepressivos deve ser evitada; entretanto, a prescrição de antidepressivos com ações complementares e diferentes mecanismos de ação pode ser útil, como a associação de bupropiona a ISRS para minimizar os efeitos colaterais na esfera sexual.

A formulação injetável de cetamina e o *spray* nasal de escetamina foram liberados nos EUA para tratamento de pacientes com depressões graves[13]. No Brasil, a formulação injetável de cetamina, com uso restrito em pesquisas clínicas, vem demonstrando resultados promissores em pacientes com depressão resistente ao tratamento[14].

Administração e dosagem

Em geral, os antidepressivos são administrados por via oral, e os horários e a frequência da ingestão dependem da metabolização, meia-vida e eliminação da droga, bem como de seus efeitos colaterais.

Alguns podem ser administrados em dose única e outros em doses fracionadas. Os antidepressivos sedativos devem ser prescritos à noite.

A dose inicial deve ser a mínima eficaz e pode ser aumentada após 2 a 4 semanas. Em geral, há uma latência de 2 semanas para o início da ação antidepressiva. A dose pode ser aumentada até a dose máxima recomendada para cada droga, caso não ocorram efeitos colaterais importantes. Se não houver melhora com a medicação, ou se os efeitos colaterais forem intoleráveis, a medicação pode ser substituída ou associada a outras drogas que potencializam o efeito do antidepressivo.

Duração do tratamento

Em geral, recomenda-se uma dose de manutenção por um período de 6 a 12 meses, para evitar recaídas. A manutenção a médio ou longo prazo deve ser considerada após três ou mais episódios depressivos graves ou dois episódios nos últimos 5 anos, ou se houver história familiar de depressão.

A medicação pode ser retirada após um único episódio depressivo ou de acordo com a evolução clínica. A retirada deve ser gradual, em torno de 4 semanas, para evitar sintomas como alterações de sono, ansiedade e alterações gastrointestinais, que podem aparecer nos primeiros dias ou em até 3 semanas. Os antidepressivos têm baixo potencial para abuso e não há evidências de que possíveis sintomas de retirada façam parte de uma síndrome de adição[18].

Na década de 1990 foi documentada uma polêmica quanto à possibilidade de aumento do risco de suicídio associado ao tratamento com antidepressivos, principalmente na adolescência. Essa possibilidade foi posteriormente refutada por pesquisas epidemiológicas que demonstraram diminuição da frequência de suicídio após o uso dessas medicações[19].

Medicações complementares aos antidepressivos

Benzodiazepínicos e hipnóticos podem ser indicados[15] em caso de sintomas de ansiedade e alterações do sono importantes, principalmente no início do tratamento, tendo em vista que a ação dos antidepressivos tem uma latência de 2 semanas para o início da melhora dos sintomas.

Nos quadros depressivos com sintomas psicóticos, como delírios de ruína ou alucinações, está indicado o uso de antipsicóticos atípicos.

Medicamentos como o lítio e os hormônios tireoidianos, bem como alguns antipsicóticos, são utilizados para potencializar o efeito dos antidepressivos.

Outras indicações de antidepressivos

Antidepressivos são também indicados para o tratamento de outros transtornos psiquiátricos, como transtorno depressivo persistente ou distimia, transtorno de ansiedade generalizada, transtorno obsessivo-compulsivo, transtorno de pânico, transtorno de ansiedade social e transtorno de estresse pós-traumático.

Alguns antidepressivos também apresentam bons resultados no tratamento de algumas doenças ou condições clínicas, como a duloxetina para o tratamento da fibromialgia e de síndromes dolorosas crônicas[11].

■ MÉTODOS DE ESTIMULAÇÃO CEREBRAL[19]

A estimulação cerebral é uma técnica que se utiliza de correntes elétricas ou campos magnéticos para alterar transmissões neuronais.

Técnicas de estimulação cerebral

A eletroconvulsoterapia (ECT) é um procedimento que se utiliza de um estímulo elétrico para desencadear uma convulsão com fins terapêuticos e que exige anestesia geral e oxigenação, sendo necessária a avaliação clínica e laboratorial antes do tratamento. Indicada uma vez que pode ser na fase aguda, também pode ser prescrita como tratamento de manutenção, uma vez que pode ser realizada em regime ambulatorial. Tem como principal efeito colateral a perda de memória (em 75% dos pacientes), que pode ser recuperada, em geral, após 6 meses[19].

A estimulação magnética transcraniana repetitiva (EMTr) consiste no uso de estímulos magnéticos para estimular o córtex cerebral. Trata-se de um procedimento não invasivo, sendo seu risco mais grave a possibilidade de causar convulsão não intencional. Sua indicação não é um consenso entre os especialistas. Quando comparada à ECT, apresenta menor eficácia antidepressiva e não é indicada para a prevenção de novos episódios depressivos[8-10].

O uso da estimulação cerebral profunda, procedimento cirúrgico para colocação de fios cerebrais no crânio e a posterior implantação de um neuroestimulador ou "marca-passo" subcutâneo que permite a neuromodulação, ainda está restrito a estudos experimentais, tendo em vista a ausência de evidências que comprovem sua eficácia para o tratamento da depressão grave[19].

■ TERAPIAS CRONOBIOLÓGICAS OU DOS RITMOS BIOLÓGICOS[20]

A fototerapia (exposição à luz) e as manipulações do ciclo vigília/sono são estratégias cronoterapêuticas que envolvem intervenções nos processos de sincronização dos ritmos biológicos.

A fototerapia está principalmente indicada para o tratamento da depressão sazonal que ocorre com o aumento da fase escura ambiental nas estações de outono e inverno, o que é comum em países nórdicos.

A privação total ou parcial do sono pode ter um potente, mas fugaz, efeito antidepressivo. Outras terapias relacionadas ao ciclo vigília/sono podem incluir alterações nos horários de início e final do sono, bem como em sua duração.

A estreita associação entre alterações dos ritmos biológicos e sintomas/transtornos depressivos é relatada tanto no que se refere a aspectos genéticos e psicopatológicos comuns como pelas evidências de mudanças nos ritmos biológicos após o uso de antidepressivos e estabilizadores do humor.

A exposição à luz pela manhã, a manutenção do escuro à noite e horários regulares para a prática de atividades sociais, estratégias recomendadas para evitar os sintomas depressivos, são também importantes pistas temporais para fortalecer a sincronização dos ritmos biológicos circadianos com o ciclo ambiental de 24 horas.

■ PSICOTERAPIAS

As psicoterapias individuais e/ou grupais são recomendadas para o tratamento da depressão em monoterapia ou em combinação com outras estratégias terapêuticas[21,22]. A associação de psicoterapia e psicofármacos se mostrou mais eficaz para o tratamento da depressão do que o uso de psicofármacos em monoterapia[4-6,9].

Entre as diversas psicoterapias prescritas para a depressão, a terapia cognitiva comportamental (TCC) e a terapia interpessoal (TIP) são recomendadas pelos manuais de orientação ao tratamento por terem demonstrado resultados positivos em pesquisas clínicas[4,6,9,21,22]. A TIP foi inicialmente desenvolvida para o tratamento de adultos e adolescentes deprimidos[23].

Outras abordagens psicoterapêuticas – psicoterapias psicodinâmicas, comportamentais e abordagens familiares – podem ser eficazes, mas não podem ser generalizadas como orientação em virtude da ausência de evidências em pesquisas clínicas.

■ ATIVIDADE/EXERCÍCIO FÍSICO

A atividade/exercício físico, objeto deste livro, além de ser uma reconhecida recomendação para a prevenção de sintomas depressivos e para melhorar a qualidade de vida, atualmente é uma importante estratégia terapêutica para o tratamento da depressão, podendo ser indicada como monoterapia, nos casos leves, ou como intervenção complementar ao tratamento medicamentoso, psicoterapêutico e biológico, nos mais graves[4-6,8,9].

Os exercícios físicos devem ser indicados por profissionais da saúde. Sua prescrição e supervisão devem ser realizadas por profissionais capacitados na área de educação física[24] ou de áreas afins com capacitação técnica como fisioterapeutas. Cabe destacar a importância do trabalho em equipe para a troca de informações específicas e gerais sobre o paciente com o objetivo de otimizar as diversas estratégias em curso.

Para indicação e prescrição de atividade/exercício físico devem ser considerados, além das condições clínicas, os sintomas depressivos e o uso de medicações, bem como as preferências e as possibilidades de cada paciente.

Os alcances e limites do exercício físico para o tratamento da depressão são essenciais para subsidiar sua indicação tanto para os profissionais da saúde como para os pacientes e seus familiares[24].

■ TERAPIAS ALTERNATIVAS[9]

Estratégias consideradas como alternativas para o tratamento da depressão são abordadas nos manuais de orientação para o tratamento baseado em evidências e em manuais específicos sobre estratégias não farmacológicas para o tratamento da depressão.

O extrato da planta *Hypericum perforatum*, também conhecida como erva-de-são-joão, demonstrou eficácia em alguns estudos para o tratamento da depressão; entretanto, resultados controversos limitam sua indicação.

Terapias alternativas, como o uso de suplementos alimentares, acupuntura e yoga, apesar de não terem sido adequadamente testadas ou não apresentarem evidências científicas consistentes, não podem ter descartada sua contribuição para o tratamento da depressão. Algumas podem apresentar resultados individuais positivos e podem ser recomendadas com a anuência do paciente.

■ PROJETO TERAPÊUTICO INDIVIDUAL

O projeto terapêutico individual é formado pelo conjunto de estratégias terapêuticas indicadas de acordo com as necessidades e as possibilidades de cada paciente.

O primeiro passo para a construção de um projeto terapêutico consiste na avaliação diagnóstica do episódio atual (subtipo, intensidade e desencadeantes dos sintomas), da presença de comorbidades clínicas e psiquiátricas e do contexto psicossocial do paciente, além de seu histórico individual e familiar. A avaliação deve incluir a pesquisa ativa de ideação suicida e planos ou tentativas anteriores de suicídio com o paciente e/ou com os familiares, nos casos mais graves.

Devem ser pesquisados os eventos estressores atuais e pregressos que possam atuar como desencadeantes ou como fatores de manutenção de sintomas depressivos. Os eventos mais importantes são os traumas infantis (negligência e abuso sexual), os eventos traumáticos na vida adulta e as perdas, como a morte de parentes ou pessoas queridas, a perda do emprego, uma separação conjugal, entre outros.

O contexto psicossocial e cultural do paciente é essencial para a indicação de estratégias terapêuticas. Algumas delas têm alto custo e não estão disponíveis no serviço público de saúde. A indicação de intervenções psicossociais complementares pode ser fundamental para os pacientes sem suporte social e em condições precárias de vida.

Exames complementares

Embora não existam exames complementares específicos para a depressão, alguns exames devem ser solicitados no início e no decorrer do tratamento para avaliação das condições e/ou doenças clínicas e dos efeitos adversos dos fármacos administrados.

Atualmente, exames farmacogenéticos têm sido indicados com o objetivo de verificar a resposta individual às medicações, os quais, no entanto, ainda carecem de comprovação para sua indicação clínica. A farmacogenética pode ser uma abordagem promissora para a escolha das medicações[25,26].

Fases do tratamento

O projeto elaborado deve contemplar as três fases do tratamento – aguda, de continuação e de manutenção – e ser constantemente avaliado.

A psicoeducação, primeira intervenção recomendada, visa esclarecer o paciente e seus familiares acerca da doença e das terapêuticas indicadas, estimulando sua participação ativa no tratamento. Várias pesquisas demonstram que essa intervenção, realizada individualmente ou em grupo, melhora a adesão e evita o abandono do tratamento[27].

Fase aguda

A fase aguda tem por objetivo principal a remissão parcial ou total dos sintomas em até 2 meses após o início do tratamento.

Nos episódios leves podem ser indicados apenas psicoterapia, exercícios físicos e mudanças de hábitos de vida, como horários regulares de trabalho, de atividades sociais e de sono, e exposição à luz pela manhã[4]. Para os episódios moderados ou graves está indicado o uso de medicamentos, em geral associado a outras abordagens terapêuticas não medicamentosas.

Os episódios graves podem exigir múltiplas intervenções centradas no sujeito e em seu contexto familiar e social. Em caso de emagrecimento acentuado ou risco de suicídio, pode ser necessária a internação do paciente. A vigilância dos pacientes com ideação suicida é importante e necessária, principalmente no ambiente domiciliar. As medicações devem ser administradas por familiares para evitar a ingestão de sobredoses.

Fases de manutenção e de continuação

Alguns conceitos são amplamente utilizados para avaliar a evolução da doença e a resposta ao tratamento, como: *recuperação*, quando há melhora dos sintomas após 2 meses de tratamento; *recidiva* ou *recaída*, quando, após a melhora, os sintomas retornam no mesmo episódio depressivo. O termo *recorrência* se refere aos sintomas que ocorrem após um período de recuperação, podendo configurar um novo episódio depressivo.

A observação clínica é o principal parâmetro para a avaliação da remissão dos sintomas; entretanto, várias escalas podem ser utilizadas, principalmente para pesquisas, sendo a escala de avaliação de sintomas depressivos de Hamilton para depressão (HAM-D)[28] uma das mais adotadas. Segundo os parâmetros da HAM-D, considera-se remissão ou recuperação a diminuição de pelo menos 50% dos escores iniciais da escala.

Para a avaliação da melhora e do prognóstico devem ser consideradas as características de personalidade, temperamento e funcionamento psicossocial que antecediam o início da doença. Alguns indivíduos podem ter um temperamento melancólico ou prejuízos psicossociais anteriores ao episódio depressivo que podem não ser influenciados pelo tratamento.

Fatores psicossociais, como situações de estresse agudo ou crônico, importantes conflitos interpessoais, eventos de perda real ou simbólica, além da ocorrência de eventos de violência, podem retardar ou até mesmo impedir a melhora.

A continuidade do tratamento nas fases de manutenção (com duração de 9 a 12 meses após a melhora) e de continuação (após 12 meses) visa prevenir novos sintomas ou episódios. A adesão do paciente ao tratamento pode ser dificultada, uma vez que quando ele se sente bem não vê a necessidade de continuar a usar as medicações e/ou outras terapias. É frequente a interrupção do tratamento, o que acarreta a recidiva de sintomas ou a ocorrência de novos episódios com piora do prognóstico.

A duração do tratamento tem como principais referências a evolução clínica e a presença de conflitos intra e interpessoais ou situações de estresse que podem levar a um pior prognóstico.

A necessidade de continuar com o uso de medicações é individual e depende da avaliação clínica do paciente. O número, a gravidade dos episódios e a história familiar de transtornos do humor são fatores que indicam a necessidade de continuidade do tratamento, especialmente o medicamentoso, por período prolongado ou até mesmo por toda a vida.

Quanto maior o número de episódios, maiores a possibilidade de recorrência e o prejuízo funcional decorrente de alterações neuropatológicas[29]. Os pacientes com depressão refratária ou resistente ao tratamento devem ser tratados com medicamentos e outras terapêuticas ao longo da vida.

Alguns pacientes podem manter sintomas depressivos isolados e toleráveis, como alterações do sono, cansaço excessivo, dificuldade de concentração e pensamentos de morte. Esses sintomas devem ser abordados, pois podem aumentar o risco de recaídas ou de novos episódios, além de comprometerem a qualidade de vida dos pacientes.

A suspensão do tratamento medicamentoso deve ser avaliada como uma possibilidade após a recuperação, geralmente após um único episódio depressivo e/ou quando não há fatores de risco para a recorrência. Entretanto, a continuidade da psicoterapia, assim como a manutenção dos exercícios físicos, pode ser essencial para a prevenção de novos episódios.

Prevenção da depressão

A prevenção da depressão exige cuidados relacionados com a diminuição dos fatores de risco que possam desencadear os sintomas, principalmente em indivíduos vulneráveis.

Os fatores associados à maior vulnerabilidade para a depressão são gênero, faixa etária, abuso de drogas e doenças clínicas crônicas e/ou graves. A depressão é duas vezes mais prevalente em mulheres do que em homens, sendo a adolescência uma fase importante para o início de sintomas depressivos e também para o consumo abusivo de drogas.

Entre os idosos, a presença de doenças clínicas e o uso de medicações podem ser fatores que aumentam a vulnerabilidade. Cabe ressaltar a importância da presença de transtornos do humor na família, principalmente em parentes de primeiro grau.

Orientações quanto a um estilo de vida saudável, com horários regulares de atividades sociais e de sono, exposição à luz pela manhã e a prática de atividade/exercício físico, podem ser medidas preventivas para os sintomas depressivos. As orientações quanto à prática de atividades físicas devem considerar as preferências individuais para atividades nos períodos da manhã ou da tarde, as quais estão relacionadas aos cromotipos vespetino e matutino, que são determinados tanto por aspectos biológicos como sociais.

Outra medida importante para prevenir sintomas depressivos e outros problemas, como abuso de drogas e baixo desempenho escolar na adolescência, consiste na recomendação de mudança dos horários escolares para mais tarde no Ensino Médio. Segundo alguns pesquisadores, esses sintomas e problemas podem estar associados a conflitos entre os horários escolares cedo pela manhã e uma tendência biológica para a vespertinidade. Horários mais tardios de sono e de despertar, acentuados por atividades sociais noturnas são comuns nessa faixa etária[30].

As intervenções sociais voltadas para a prevenção das diversas formas de violência, principalmente na infância e adolescência, constituem outras medidas preventivas importantes. Vale destacar que o combate às condições precárias de subsistência, situações de maior vulnerabilidade e frequentemente associadas às situações de violência, deve ser disponibilizado pelo aparato estatal para diminuir a ocorrência dessa e de outras doenças.

As diversas psicoterapias que têm como foco a resolução de conflitos intra e interpessoais e o suporte em situações de perdas reais ou simbólicas podem ser fundamentais para a prevenção de quadros depressivos.

O fortalecimento da capacidade de resiliência, a capacidade de superar fragilidades e agravos vivenciados visando à manutenção da saúde, deve ser objeto das diversas psicoterapias, mas pode ser também incentivada por indivíduos, grupos, família e instituições (escola ou ambientes de trabalho, entre outros).

■ CONSIDERAÇÕES FINAIS

O tratamento da depressão deve contemplar a especificidade dos episódios depressivos (subtipo, curso e gravidade), assim como o contexto psicossocial, econômico e cultural do paciente e de seus familiares.

Além da psicofarmacologia, a psicoterapia e a atividade/exercício físico são importantes terapêuticas para o tratamento da depressão. Terapêuticas alternativas podem ser benéficas, embora não apresentem evidências científicas consistentes.

A necessidade de estudos sobre os fatores envolvidos na gênese e evolução da depressão é fundamental para a descoberta de novas estratégias para o tratamento desse transtorno.

Campanhas para combater preconceitos e estigmas em relação à doença, a procura precoce por um tratamento e políticas públicas de saúde que ampliem o acesso público e universal ao tratamento são essenciais para evitar os graves prejuízos individuais e sociais decorrentes da depressão.

Referências

1. Raboch J. Como podemos superar o estigma contra o tratamento? International Journal of Psychiatry in Clinical Practice, 2010; 14(Suppl 1):3-17.
2. Kohn R, Mello MF, Mello AAF. O ônus e a carência de atendimento mental no Brasil. In: Mello MF, Mello AAF, Kohn R (orgs.) Epidemiologia da saúde mental no Brasil. Porto Alegre; Artmed, 2007: 199-207.
3. https://nacoesunidas.org/depressao-e-tema-de-campanha-da-oms-para-dia-mundial-da-saude-de-2017/
4. Bauer M, Pfennig A, Severus E, Whybrow PC, Angst J, Moller H. Guidelines for biological treatment of unipolar depressive disorders, Part 1: Update 2013 on the acute and continuation treatment of unipolar depressive disorders. World J of Biol Psych 2013; 14:334-85.
5. Bauer M, Severus E, Kohler S, Whybrow P, Angst J, Moller H. World Federation of Societies of Biological Psychiatry (WFSBP) Guidelines for biological treatment of unipolar depressive disorders.

Part 2: Maintenance treatment of major depressive disorder-Update 2015. World bJ of Biol Psych 2015; 16:76-95.
6. McIntyre RS et al. Treatment-resistant depression: Definitions, review of the evidence, and algorithmic approach. Journal of Affective Disorders 2014; 156:1-7.
7. Bennabi D, CharpeaudT, Yrondi A et al. Clinical guidelines for the management of treatment-resistant depression: French recommendations from experts, the French Association for Biological Psychiatry and Neuropsychopharmacology and the fondationFondaMental. BMC Psychiatry 2019; 19:262. Disponível em : https://doi.org/10.1186/s12888-019-2237-x
8. Nyström MBT, Neely G, Hassmén P, Carlbring P. Treating major depression with physical activity: a systematic overview with recommendations. Cognitive Behaviour Therapy 2015; 44(4):341- 52. Disponível em: http://dx.doi.org/10.1080/16506073.2015.1015440
9. Garthlener G, Gernot W, Matyas N et al. Pharmacological and nonpharmacological treatments for major depressive disorder: review of systematic reviews. BMJ Open 2017; 7:e014912. doi:10.1136/bmjopen-2016-014912
10. Anthony WA. Recovery from mental illness: the guiding vision of the mental health system in the 1990s. Innovat and Res 1993; 2:17-24.
11. Schatzberg AF.Antidepressivos. In: Manual de psicofarmacologia clínica. 8. ed. Porto Alegre, Artmed, 2017: 45-183.
12. Taylor D, Sparshatt A, Varma S, Olofinjana O. Antidepressant Efficacy of agomelatine: meta-analysis of published and unpublished studies. BMJ 2014; 348,g 1888 doi:https//doi.org/101136/bmj.g1888
13. Daly EJ, Fedgchin M, Cooper K et al. Efficacy and safety of intranasal esketamine adjunctive to oral antidepressant therapy in treatment-resistant depression - A randomized clinical trial. JAMA Psych 2018; 75(2):139-48.
14. https://revistapesquisa.fapesp.br/2019/01/10/aposta-contra-a-depressao-persistente/
15. Boarati M, Maia APF, Fu-I L. Planejamento terapêutico e tratamento psicofarmacológico da depressão e do transtorno bipolar na infância e adolescência. In: Fu-I L, Boarati MA, Ferreira AP. Transtornos afetivos na infância e adolescência. Porto Alegre: Artmed, 2012: 267-94.
16. Lafer B, Almeida OP, Fraguas Jr R, Miguel EC. Depressão no ciclo da vida. Porto Alegre: Artmed, 2000.
17. Goi P, Kunz M, Kapczinski F, Kbauer-Sant´Anna M. Transtorno de humor bipolar. In: Mari JJ, Kieling C (ed). Psiquiatria na prática clínica. Barueri, SP: Manole, 2013: 147-67.
18. Fleck MPA, Baeza FLC. Depressão. In: Mari JJ, Kieling C. Psiquiatria na prática clínica. Barueri, SP: Manole, 2013: 127-46.
19. Sadock BJ, Sadock VA, Ruiz P. Transtornos do humor. In: Compêndio de psiquiatria. 11. ed. Porto Alegre: Artmed, 2017: 347-86.
20. Wirz-Justice A, Benedetti F. Perspectives in affective disorders: Clocks and sleep. Eur J Neurosci 2020; 51(1):346-65. doi:10.1111/ejn.14362

21. Baghai TC, Blier P, Baldwin DS et al. General and comparative efficacy and effectiveness of antidepressants in the acute treatment of depressive disorders: a report by the WPA section of pharmacopsychiatry. Eur Arch Psychiatry Clin Neurosci 2011; 261(Suppl 3):S207-S245.
22. Clinical Practice Guideline for the Treatment of Depression Across Three Age Cohorts American Psychological Association Guideline Development Panel for the Treatment of Depressive Disorders Adopted as APA Policy Feb. 16, 2019.
23. Schoedel AF, Lacaz FS, Mello MF, Pupo MC, Campanini RFB. Psicoterapia interpessoal. São Paulo: Livraria Médica Paulista, 2009.
24. Carneiro D. Prescrição de exercício físico: a sua inclusão na consulta. Rev Port Clin Geral 2011; 27(5): 470-9. Disponível em: http://www.scielo.mec.pt/scielo.php?script=sci_arttext&pid=S0870-71032011000500010&lng=pt&nrm=isso
25. Pérez V, Salavert A, Espadaler J et al. Efficacy of prospective pharmacogenetic testing in the treatment of major depressive disorder: results of a randomized, double-blind clinical trial. BMC Psychiatry 2017; 17:250. DOI 10.1186/s12888-017-1412-1
26. Smith TL, Nemeroff CB. Pharmacogenomic testing and antidepressant response: problems and promises. Braz J Psychiatry 2020 Mar-Apr; 42(2):116-7. doi:10.1590/1516-4446-2019-0799-8638-5842
27. Colon F, Vieta E. Melhorando o desfecho do transtorno bipolar usando estratégias não farmacológicas: o papel da psicoeducação. RBP 2004; 26(Supl III):47-50.
28. Hamilton M. A rating scale for depression. J Neurol Neurosurg Psychiatry 1960b; 23:56.
29. Kupfer DJ, Frank E, Phillips ML. Major depressive disorder: new clinical, neurobiological, and treatment perspectives. vol (379) 17, 2012.
30. Mesquita ME, Lopes-Conceição MC. Distúrbios dos ritmos biológicos e aspectos dos distúrbios do sono associados à depressão e ao transtorno bipolar com início na infância e adolescência. In: Fu-I L, Boarati MA, Ferreira AP. Transtornos afetivos na infância e adolescência. Porto Alegre: Artmed, 2012: 198-217.

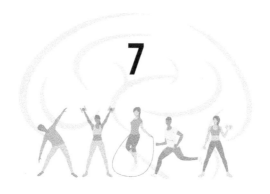

Atividade Sensorimotora como Estratégia de Atendimento às Pessoas em Depressão

Maika Arno Roeder

■ INTRODUÇÃO DA ATIVIDADE SENSORIMOTORA NOS CAMPOS DA SAÚDE MENTAL E DA ATENÇÃO PSICOSSOCIAL

O campo da saúde mental e o da atenção psicossocial, que lidam com a depressão dentre outras formas de sofrimento psíquico, vêm passando por profundas modificações e, em virtude de sua complexidade, outras áreas de conhecimento vêm sendo convidadas a participar da atenção à saúde, o que implica a necessidade de investimento de novos recursos terapêuticos, ações e serviços.

As diretrizes da Política Nacional de Saúde Mental (Brasil, 2019)[1] propõem a implantação de uma rede de serviços aos usuários que seja plural, com diferentes graus de complexidade, e que promova assistência integral para diferentes demandas, desde as mais simples às mais complexas/graves. As abordagens e condutas com base em orientações científicas devem promover maior integração social e fortalecer a autonomia, o protagonismo e a participação social do indivíduo que apresenta transtorno mental, buscando oferecer uma rede assistencial equilibrada e disponibilizando tratamento de acordo com as necessidades dos pacientes.

A educação física passou a ser reconhecida como área de conhecimento e intervenção acadêmico-profissional envolvida com a promoção, prevenção, proteção e reabilitação da saúde a partir da Resolução 218/1997[2]. A saúde mental (e nela a atenção psicossocial), enquanto especialidade profissional da educação física, foi reconhecida pelo Conselho Federal dessa categoria por meio da Resolução 230/2012[3], delegando ao educador físico (expressão empregada nas resoluções mais atualizadas) a responsabilidade pelo atendimento a pessoas com transtornos mentais e do comportamento, incluindo aqueles decorrentes do uso e dependência de substâncias. Mesmo antes da promulgação dessa resolução as práticas corporais já faziam parte dos recursos terapêuticos empregados na rede de assistência.

Particularmente, como profissional da educação física na saúde mental, meu interesse pela matéria adveio de minha trajetória profissional. Trabalhando há 35 anos como profissional da educação física e fiscal sanitarista nesse campo, venho acompanhando de perto as histórias de vida de algumas pessoas que buscam alívio para seu sofrimento psíquico mediante a prática de atividade sensorimotora (ASM), muitas vezes associada a outros recursos terapêuticos.

Um dos grandes desafios dessa especialidade é trabalhar com pessoas em depressão. Isso porque a depressão tem um impacto significativo na vida daqueles por ela acometidos, um impacto que se estende sobre as diversas dimensões da vida.

A Organização Mundial da Saúde (OMS)[4] estimou que em 2020 a depressão seria considerada a segunda maior causa de incapacidade, perdendo somente para as doenças cardiovasculares isquêmicas, segundo Murray & Lopes[5]. Trata-se de um transtorno que pode promover recaídas, recorrências ou mesmo a cronicidade.

Para o diagnóstico da depressão (que trabalha sob o enfoque dos sinais e sintomas da doença) é necessária, segundo o *Manual Diagnóstico e Estatístico dos Transtornos Mentais*, em sua quinta edição (DSM-5)[6], a presença de pelo menos cinco sintomas depressivos específicos que se manifestam quase todos os dias, por no mínimo 2 semanas, um deles devendo ser humor depressivo ou perda de interesse ou prazer.

Além disso, são estabelecidos outros critérios diagnósticos, como alteração do peso ou apetite, insônia ou hipersonia, agitação ou retardo psicomotor, redução da energia, sentimentos de desvalia ou culpa, dificuldade em se concentrar ou pensar, pensamentos de morte ou suicídio e tentativa de suicídio. É necessário, também, que os sintomas causem limitações significativas nos aspectos sociais, ocupacionais ou em alguma outra área de funcionamento do indivíduo[7].

Já para a Classificação Internacional de Doenças (CID-10) o número e a gravidade dos sintomas tornam possível classificar o episódio depressivo em três graus: leve, moderado ou grave. Os critérios mínimos são a presença de dois dos três sintomas principais (humor deprimido, energia reduzida ou perda de interesse e prazer) e dois outros sintomas para o diagnóstico de episódio depressivo, acompanhados de interferência funcional ou social. O humor depressivo varia pouco dia a dia ou segundo as circunstâncias e pode ser acompanhado dos sintomas ditos somáticos, como perda de interesse ou prazer, despertar matinal precoce (horas antes do habitual), agravamento matinal da depressão, lentidão psicomotora importante, agitação, perda de apetite, perda de peso e perda de libido.

Quando a intensidade dos sintomas não é suficiente para preencher os critérios de transtorno depressivo maior, embora ainda persista o humor deprimido ou a perda de interesse em quase todas as atividades usuais, tem-se por definição o denominado transtorno distímico, considerado de ordem crônica. Nesse caso, o humor deprimido durante a maior parte do dia deve ser acompanhado de pelo menos dois dentre os seis sintomas seguintes: diminuição do apetite, insônia ou hipersonia; baixa energia; baixa autoestima; dificuldade de concentração e sentimento de desesperança. A distinção-chave entre distimia e transtorno depressivo maior crônico está no modo de início. Quando leve e mais insidioso, levando pelo menos 2 anos para alcançar as proporções de um episódio depressivo maior, o diagnóstico será de distimia[8].

Além disso, convém lembrar que os episódios depressivos podem estar presentes no contexto do transtorno bipolar, em que os episódios maníacos ou hipomaníacos se alternam com episódios depressivos.

Dados epidemiológicos sugerem que a preocupação com uma abordagem adequada e eficaz para a depressão deve ser tão ampla quanto sua prevalência.

Com base nas considerações apresentadas, este capítulo abordará alguns benefícios da ASM empregada no tratamento de pessoas em depressão, destacando algumas considerações relevantes para a construção de um programa de tratamento. Para tanto, o capítulo está subdividido em três seções, que tratarão dos seguintes temas: (a) considerações sobre o emprego da ASM nos campos da saúde mental e da atenção psicossocial; (b) considerações importantes sobre a formulação de um programa terapêutico de atendimento à saúde de pessoas em depressão; (c) breve reflexão sobre algumas concepções que giram em torno da ASM destinadas ao tratamento de pessoas em depressão, traçando algumas ponderações sobre os temas abordados.

Cabe destacar que a ASM não se presta a servir como recurso destinado exclusivamente à remissão ou ao alívio dos sinais e sintomas da depressão, transcendendo, portanto, a ideia de ser empregada como "recurso medicalizante" por meio das práticas corporais. Trata-se, nesse caso, de uma estratégia que possibilita ajudar a pessoa em depressão a se organizar melhor, de modo que possa se sentir mais confortável com sua própria vida, com ou sem a presença dos sinais e sintomas que caracterizam a vivência do sofrimento psíquico.

A ASM empregada como recurso terapêutico não se presta a criar novas demandas ou episódios estressantes, com os quais por vezes a pessoa em depressão já tem dificuldade em lidar, mas adotar a prática corporal como um recurso mediador de novas possibilidades de realização. Para tanto, é preciso que o recurso terapêutico empregado (no caso a ASM) seja de fato apropriado e adequado às necessidades daquele que parte em busca de ajuda para aliviar a carga de seu sofrimento.

Quando se busca nas finalidades da ASM uma relação de causa e efeito baseada somente nos critérios relacionados à remissão dos sinais e sintomas, certamente se está coadunando com a ideia reducionista que considera que todas as pessoas são iguais, que existe uma fórmula adequada para todos os casos e que é possível trabalhar com a mesma atividade com pessoas diferentes e da mesma maneira com a pretensão de alcançar determinado objetivo. É preciso, nesse caso, dispor de um olhar particularizado que leve em consideração a subjetividade, a história de vida do sujeito e o campo de possibilidades onde está inserido.

Nesse sentido, este capítulo pretende transcender a simples noção de medicalização do sujeito por meio da prática da ASM para então ousar discorrer sobre a importância das práticas corporais como algo que seja absorvido como uma atividade vivenciada na ordem habitual da vida de qualquer pessoa, mesmo das que necessitam de um atendimento diferenciado em razão de suas peculiaridades/necessidades.

Partindo desse ponto de vista, é preciso considerar que às vezes a pessoa precisa caminhar sem ter de se ocupar da atribuição de prestar atenção à frequência, à duração e à intensidade do exercício para produzir determinado efeito sobre a remissão dos sintomas de uma doença, em uma relação de causa e efeito, com índices predeterminados por uma avaliação física, ou psicológica, critérios esses muitas vezes determinados pelo terapeuta como parâmetro da imagem de uma vida saudável. A própria ASM pode atuar de maneira diferenciada em cada sujeito, pois promove efeitos distintos em cada um de seus adeptos.

Assim, é preciso levar em conta a percepção subjetiva do sujeito sobre seu sofrimento psíquico, empregando a ASM como um hábito de vida que envolve experiências, sentimentos, desejos e linguagens que nem sempre são da ordem do concreto. No caso de pessoas em depressão, talvez o grande desafio seja justamente o de trabalhar com o sujeito aparentemente com ausência de desejo – ou de energia suficiente para estimulá-lo – a participar de suas atividades de vida diária, ou instrumentais da vida diária, dando seguimento a seus projetos de vida.

O emprego da ASM não significa, também, que a pessoa em depressão não possa fazer isso ou aquilo ou que nem todas precisam fazer determinada coisa, da mesma maneira, pelo menos o tempo todo.

Desse modo, ao empregar a ASM como um recurso efetivamente terapêutico, convém levar em conta a organização de um plano de trabalho, ou seja, de um programa terapêutico que leve em consideração a própria qualidade do acolhimento, do manejo e da abordagem, dentre outros elementos considerados essenciais para a adesão e a manutenção do sujeito em seu programa. Nesse caso, para além da noção de *performance* e de eficácia do gesto, dentre outros parâmetros de eficiência e eficácia, a ASM pode se constituir em uma atividade que permita que a pessoa em depressão se aproprie melhor de si e da própria vida.

Além de considerar a depressão como um distúrbio neuroquímico, é necessário saber que pode existir uma identificação do sujeito com esse sofrimento e que nem sempre tal identificação deve ser desconstruída. Não quero com essa colocação fazer uma apologia ao sofrimento, mas ter o cuidado de não penetrar em uma visão etnocêntrica que leve em consideração somente o olhar do terapeuta em questão, em detrimento do olhar da pessoa em sofrimento e da riqueza de seu próprio processo de adoecimento.

Muitas vezes o profissional da saúde, ao tentar aliviar a própria angústia, busca transformar a pessoa que se encontra em depressão em um sujeito alegre e cheio de energia e com "boa" qualidade de vida (segundo seus próprios parâmetros), e com isso, ao desconsiderar o olhar do principal protagonista dessa história, pode estar desenvolvendo posturas iatrogênicas e etnocêntricas, e até mesmo megalomaníacas, como a própria definição de "completo bem-estar" da OMS, que neste momento ouso dar visibilidade. Além de ser uma ideia ousada, pode não ser o objetivo em questão.

Interagir com pessoas em depressão constitui um grande desafio, pois acolher uma produção neurótica ou psicótica exige certo preparo do profissional da saúde. Isso requer uma percepção aguçada sobre a vida do sujeito em questão e sobre as relações que se dão no *setting* da vida.

A produção terapêutica, que se dá por meio de experiências, trata-se de uma relação muito particular, singular e subjetiva. Além do mais, investir na alegria parece muito mais fácil do que mergulhar no sofrimento psíquico de modo a compartilhá-lo em uma dimensão que pode ser mais rica e mais próxima da produção de outras possibilidades de criação. Ou melhor, aprender a conviver com a depressão pode ser mais difícil do que tentar modificar o sujeito, "custe o que custar", pois acolher a bizarrice do outro é uma questão de alteridade e algo que está longe de ser tão simples.

Para exemplificar, imaginemos uma pessoa em depressão (sentindo-se feia, velha, com dificuldade de se relacionar, com irritabilidade, sentimento de impotência e fraqueza) ao ser encaminhada para uma academia de ginástica com espelhos, som alto, pessoas com corpos malhados e aparentemente felizes, e lá ter de acompanhar um ritmo que parece vibrar em outra sintonia. Pode-se dizer que muitos desses encaminhamentos servem mais para atestar as diferenças, contribuindo com a ruína da autoestima daqueles que já se encontravam em aparente vulnerabilidade.

Por outro lado, há de se considerar que a ideia de aderir a uma academia ou qualquer outro espaço destinado à ASM pode, também, ser considerada o rompimento de anos de reclusão e isolamento por parte de uma pessoa em depressão, passando a se configurar como um território de novas aprendizagens em que é possível ampliar os horizontes.

Como já mencionado, não é necessário gerar mais demandas estressantes aos consulentes (de modo a aliviar a própria frustração como terapeuta), quando eles não podem corresponder à imagem de um sujeito aparentemente saudável, haja vista se encontrarem em um processo terapêutico. Nesse sentido, oferecer apoio, acolhimento e continência por meio das práticas da ASM significa proporcionar uma possibilidade da ordem do concreto, sendo preciso buscar nos dados do dia a dia as modificações que estão sendo produzidas nessa realidade.

As pessoas constroem seus projetos de vida e são modificadas por eles. Assim, ao sair do modelo baseado na cura e fundamentado nos sinais e sintomas, ouso transcender a noção de dificuldade para adentrar no campo da diversidade e do respeito à singularidade da pessoa em depressão, com isso ampliando laços de solidariedade e autonomia, de modo a não esquecer que o protagonista envolvido nessa história é o próprio sujeito que se encontra em sofrimento.

Partindo dessas considerações, por meio das quais procurei expor meu atual ponto de vista, passo a discorrer sobre a ASM ou, se preferirem, denominá-la atividade física ou práticas corporais destinadas, nesse caso, ao atendimento de pessoas em depressão. Para tanto, inicio a próxima seção pela própria definição de ASM para em seguida relacioná-la com o tema depressão.

■ CONSIDERAÇÕES SOBRE A ASM NO PROGRAMA DE ATENDIMENTO ÀS PESSOAS COM DEPRESSÃO

A ASM é, como designo, o conjunto de práticas corporais que se dão no campo da saúde mental e da atenção psicossocial e que tendem a incluir entre suas atividades a observação do corpo, os trabalhos com a respiração, os exercícios expressivos, os toques e as massagens, dentre outras atividades físicas orientadas e sistematizadas destinadas à promoção, prevenção, reabilitação ou manutenção da saúde mental sem com isso ter a pretensão de desprezar o recurso da fala ou de deixar de considerar outros objetivos que podem ser alcançados por meio dessa experiência.

A ASM, para além da expressão corporal, é o espaço onde as pessoas são convidadas a liberar a expressividade do próprio corpo, e de certo modo essas manifestações corporais são geralmente acompanhadas de memórias, sentimentos, imagens, *insights* e outros elementos. Assim, exercícios específicos de relaxamento, massagens e outras formas de trabalho são considerados recursos valiosos para o tratamento das pessoas em sofrimento psíquico[9-14].

Ao escrever o livro *Atividade Física, Saúde Mental e Qualidade de Vida*[13], pude detalhar muitas das terapias corporais empregadas no campo da saúde mental, e nesta o da atenção psicossocial, trabalhando com a ASM na atenção à saúde de pessoas em sofrimento psíquico. Naquela oportunidade discorri sobre os benefícios dessa atividade para as dimensões física, psicológica, social e relacionada com o ambiente, destacando a contribuição das áreas de reeducação psicomotora, terapia psicomotriz e atividade física relacionada com a saúde como pontos de partida para melhorar a qualidade de vida das pessoas em sofrimento. Destaquei, ainda, as bases neuro e psicofisiológicas do relaxamento e sua relação com o estresse, bem como a importância da respiração e do movimento humano para o campo das emoções, ousando, na oportunidade, estabelecer uma relação mais aproximada com as neurociências e contemplando até mesmo a importância das atividades corporais como fator de proteção do encéfalo.

Na obra citada salientei a importância da massagem, do lazer e das atividades ao ar livre, abordando a ludoterapia, as caminhadas e as atividades de expressão corporal, como a dança, entre outras técnicas, o alongamento, a ritmoterapia e as atividades em grupo como potentes recursos terapêuticos na prevenção primária, secundária e terciária no campo da saúde mental. Na época eu já salientava que, para além da remissão dos sinais e sintomas de um sofrimento psíquico, o emprego da ASM é uma maneira de auxiliar a pessoa em sua viagem de autodescoberta, buscando transitar sob uma perspectiva mais holística, levando em conta a autopercepção, a autoexpressão e os sentimentos como mecanismos de autoconhecimento a fim de estimularem seus adeptos ao desenvolvimento de padrões emocionalmente mais confortáveis e maduros.

O emprego da ASM oferece ao sujeito uma oportunidade de, percebendo seu estado de saúde (e nele o sofrimento psíquico), reprogramar e ressignificar seu pensamento e sua maneira de viver. Ao administrar melhor o estresse, a pessoa desenvolve padrões mais maduros de comportamento que resultarão na melhora de sua qualidade de vida[12-14].

A resolução bem-sucedida das situações de crise de um indivíduo em depressão pode auxiliá-lo na adoção de um repertório mais amplo de seus mecanismos de enfrentamento e de um senso de direcionamento em relação a si, sua condição e perspectivas de vida. Além disso, essa capacidade de resolução promove o desenvolvimento de um senso de independência e eficiência interior, aumento da autoestima e, consequentemente, um sentimento de bem-estar. A eficiência nas habilidades de ordem social e nas soluções de problemas de ordem interpessoal também é objeto de interesse na aplicação da ASM, entre outros benefícios[12,13,15].

Por meio de um contrato terapêutico é negociada a prática da ASM, e para lograr êxito é preciso que as necessidades biopsicossociais do cliente sejam satisfeitas e que o usuário possa ser respeitado em seus direitos, necessidades e opiniões, sendo muitas vezes necessário encorajá-lo a expressá-las e até mesmo a descobri-las. É preciso, também, que ele seja protegido de causar ferimentos em si próprio e nos outros, que possa contar com crescentes oportunidades para exercitar sua liberdade de escolha de acordo com sua capacidade de tomar decisões, que o ambiente terapêutico possa favorecer novos padrões de comportamento considerados mais satisfatórios, que a interação social/comunitária de base territorial permita que a pessoa em depressão trilhe seu caminho com maior independência e que o programa terapêutico seja avaliado e estruturado em conjunto (terapeuta/praticante) sempre que necessário. O programa terapêutico deve ser, portanto, flexível e com ênfase no reforço do poder contratual da pessoa em questão como protagonista de seu próprio processo de mudanças.

Nesse cenário, a adoção de um clima socioemocional favorável contribui para a consecução dos objetivos que foram propostos.

O terapeuta deverá auxiliar a pessoa a quem presta serviços a restaurar a capacidade de cuidar de si e administrar melhor sua vida, estimulando sua independência e autonomia. Deve, ainda, pensar na promoção de melhor ajustamento pessoal, na diminuição de possível isolamento social, em auxiliar o reconhecimento e a redução de eventos de natureza ameaçadora (para os quais existe uma sensibilidade particular) e ajudar a pessoa a se conscientizar de seus recursos e desafios, tentando encorajá-la a descobrir novas habilidades e potencialidades. Com isso deve buscar, ainda, aumentar as defesas do praticante diante de situações estressantes, mobilizar recursos que sirvam de fonte alternativa para a solução de seus problemas e estimular os cuidados consigo próprio e com o ambiente, além de contribuir para a promoção da autoestima, da autoimagem e da autoconfiança, a fim de que ele possa transcender de maneira positiva aos desafios próprios da vida[13-14].

O profissional da saúde precisa compreender, também, como a pessoa se percebe e se define e o que ela objetiva com o tratamento, bem como suas aspirações diante dos projetos pessoais, mesmo que ainda convivendo com os sintomas depressivos.

A consciência de um leque mais abrangente de opções de ordem avaliativa com certeza ampliará o espectro dos determinantes da saúde de modo a aumentar a cobertura terapêutica. Se agir assim, o profissional que emprega a ASM não cairá na armadilha muito comum de impor sua própria classificação ou sua vontade com base em sua visão própria de mundo e através de sua própria cultura, cujos critérios e crenças nem sempre são partilhados pelos interlocutores. Isso poderia conduzir à ampliação de uma série de conflitos sociais existentes – conduta essa que, por sua vez, constitui uma situação de risco no que tange à exacerbação do sofrimento psíquico. Para tanto é preciso compreender que existe um número ilimitado de projetos indefinidos que podem ter efeitos semelhantes em certos contextos e ao mesmo tempo diferir radicalmente em outros. Um valor não pode ser fruto apenas do consenso de uma parcela restrita, tamanha a fragilidade de seu alicerce.

Sabe-se que os projetos de vida mudam, são substituídos e se transformam constantemente. Na medida em que as pessoas que as exploram são atores portadores de biografias e vivem no tempo e na sociedade, estão, portanto, sujeitos às ações de outros atores e às mudanças sócio-históricas internalizadas nas subjetividades.

As emoções que envolvem esses projetos, as possibilidades de concretização e as redes sociais que se articulam nesses cenários terapêuticos devem ser igualmente consideradas nessa paisagem.

Quanto mais exposto o ator estiver a experiências diversificadas, quanto mais tiver de dar conta de *ethos* e visões de mundo contrastantes, quanto menos fechada for sua rede de relação em seu cotidiano, mais marcada será sua autopercepção de individualidade singular. Por sua vez, a essa consciência da individualidade – fabricada dentro de uma experiência cultural específica – corresponderá uma maior elaboração de um projeto[16].

Ainda segundo Velho[17], em uma sociedade complexa moderna os mapas de orientação para a vida social são particularmente ambíguos, tortuosos e contraditórios.

A construção da identidade e a elaboração de projetos individuais se dão em um contexto em que diferentes mundos ou esferas da vida social se interpenetram, se misturam e muitas vezes entram em conflito.

A possibilidade da formação de pessoas com um projeto social que englobe, sintetize ou incorpore os diferentes projetos individuais depende de sua percepção e vivência de interesses comuns. A estabilidade e a continuidade desses projetos dependerão de sua capacidade de estabelecer uma definição de realidade convincente, coerente e gratificante, ou seja, de sua eficácia simbólica e política propriamente dita.

Como destacado previamente, a observação ampliada do emprego da ASM se deve ao fato de não pretender trabalhar somente na perspectiva da remissão de quadros patológicos, mas analisar a pessoa integralmente, penetrando em suas vivências e em seu universo psíquico.

A história clínica deve buscar coletar informações precisas e pertinentes sobre o curso e a evolução da doença, mas, principalmente, atentar para as principais características da personalidade do sujeito, seu funcionamento psicossocial, suas relações interpessoais e sua história de vida, conhecendo como ele lida ou tenta trabalhar com suas demandas, que não deixam de ser os desafios da ordem existencial.

A ASM para pessoas em depressão deve considerar a construção das dimensões subjetiva, social e cultural, que evocam mundos e são ricas de personagens e situações construídas e que escapam de qualquer verdade cujo olhar se fundamente na verdade positivista. Além do mais, estou convencida de que uma visão estritamente biologicista não é suficiente para esgotar o assunto.

Por meio da ASM – que contempla desde a imobilidade até o movimento e o próprio gesto, o sentimento, a vida... – busca-se explorar as expressões de um sujeito que tem a capacidade de narrar e exteriorizar conteúdos imagináveis mediante essas vivências que se constroem em uma estrutura realista. É por meio dessa atividade que a pessoa tem a possibilidade de transcender e evidenciar a própria criatividade, estimulando com isso sua capacidade vocativa que desperta desejos, emoções e pensamentos muitas vezes desconhecidos ou disfuncionais. Isso compreende, sobretudo, a própria percepção da pessoa sobre sua autoimagem e seu autoconceito, em que o corpo representa o território de apreensão da própria mente e dos próprios sentimentos. Nesse corpo/território onde flui a vida é onde é possível investir no sujeito em depressão como uma possibilidade de acesso a ele próprio e ao mundo.

A ASM explora vivências e pensamentos que evocam emoções, permitindo por meio desses o estabelecimento de trocas e o compartilhamento de sentimentos de estranhamento e de pertencimento. Um território negociável onde se procura desmitificar o próprio estigma imputado ao sofrimento psíquico e um lugar onde se aprende a compartilhar os mais diversos pontos de vista que conduzem à construção de novas estruturas realistas.

Como bem lembram Lussi e cols.[18], o caráter estigmatizante do diagnóstico psiquiátrico é um dos fatores que mais contribuem para o fracasso das técnicas terapêuticas, além de não ser um instrumento que possibilita obter informações a respeito do contexto da vida real do indivíduo. Além disso, é importante considerar a concepção de pessoa como um sistema complexo indivisível: não o sujeito ou a doença em si, mas as interações compreendidas por ele em seu ambiente. Aí reside seu poder de oportunizar um processo de mudanças construído de maneira compartilhada em um programa terapêutico que leve em conta a percepção e a avaliação da própria pessoa que se encontra em depressão como a pessoa mais importante na construção da sua vida, o que se dá por meio da interação com outros olhares, como a dos profissionais envolvidos, bem como dos familiares e de outros personagens que constituem a rede de apoio social.

Cabe reforçar que, quando se recorre a alguma terapia, na maioria das vezes se está buscando um recurso mediador que auxilie uma transformação da vida ou da própria pessoa. As práticas corporais buscam produzir mudanças que não podem ser aferidas somente sob a óptica da dimensão física, pois os efeitos se estendem a outras esferas da vida.

Como o corpo está sempre sendo regenerado e reciclado, no plano emocional ele está sendo constantemente mudado por causa da rede de lembranças, esperanças, desejos, relações e interações em que está envolvido. Como bem demonstra Chopra[18], essa rede influencia de inúmeras formas, como, por exemplo, nas reações metabólicas, que podem provocar escolhas que chegam a alterar o rumo da vida.

Em referência à ASM, ela não teria a pretensão somente de ampliar a consciência do sujeito, mas também aumentar sua disposição para ver e experimentar o mundo, tendo por base diferentes pontos de vista para além do próprio. A forma como o sujeito lida com sua realidade, interage e faz suas escolhas é definida pela forma como ele percebe o mundo. Ao tomar consciência dessa realidade, ele passa a conquistar maior controle sobre sua vida e com isso aumenta sua autoestima[12-14].

Por meio da ASM a pessoa em depressão pode tomar contato com sua dor e com outros sentimentos devido a uma refinada consciência das sensações corporais que refletem seus estados emocionais. Ao identificar e procurar se libertar do sofrimento, ela tem a possibilidade de explorar e articular melhor seus interesses, suas necessidades e desejos por meio da diversidade de fatores a serem explorados. Essa busca corresponde à variedade de aspectos existentes na vida dessa pessoa, se o que é defendido é uma atenção à saúde supostamente integral.

Assim, o profissional da saúde mental, por meio de um processo de comunicação, escuta e acolhimento e de práticas de atividades criativas, pode buscar, junto à pessoa em depressão, ações que facilitem a construção de novas configurações mentais a partir das quais seu sistema de relações propiciaria uma autorreorganização de modo a estabelecer padrões mais maduros e funcionais nas interações que se estabelecem.

Mais do que a função de servir como mediadores na construção do *ser, sentir* e *pensar*, é preciso que os instrumentos oferecidos pela ASM auxiliem as pessoas no processo de *fazer* acontecer. Esse percurso de autodescoberta envolve a desconstrução da própria noção de pessoa portadora de uma doença, que deve ser colocada de lado, buscando uma aproximação maior com o sujeito. Como bem advoga Baságlia[20], é preciso colocar a doença entre parênteses para que seja possível se aproximar do sujeito. Se por um lado a depressão está associada à tristeza e à falta de energia, a felicidade, por outro, pode ser considerada, segundo Chopra[19], um estado de plenitude, calma, segurança e estima.

Por meio da ASM a pessoa em depressão poderá fazer contato com momentos de felicidade e para tanto é preciso estimulá-la a escutar seu eu mais elevado e começar a compreender o que realmente quer. Despertar o desejo da pessoa que se encontra em depressão talvez seja o primeiro grande desafio do profissional da saúde. Para aqueles que aderiram a essa prática, o segundo desafio é justamente aprender a incorporar essa vivência como algo simbólico e significativo para o praticante.

Quando interpretamos a depressão como uma oportunidade, buscamos um novo sentido para lidar com a dimensão do sofrimento, e o novo contexto a ser construído passa a ser fruto de uma mudança na própria compreensão das relações existentes nessa situação. Enquanto mecanismo que potencializa o enfrentamento de desafios para a construção de novas oportunidades, a ASM serve também para romper com velhos hábitos e rotinas muitas vezes adotados por pessoas que temem penetrar no desconhecido como mecanismo de proteção de sua própria identidade, a qual, na maioria das vezes, pode estar sendo construída em torno da ideia de sofrimento, limitação e dependência ou mesmo de incapacidade.

Romper com o foco na doença envolve, portanto, o desafio de se desligar da própria noção de apatia e da falta de energia encontradas nos parâmetros sintomatológicos da depressão. Isso implica "devolver" ao sujeito sua capacidade de intenção, de diligenciamento e, sobretudo, de seu estatuto pessoal e social como pontos de partida de seu processo de transformação e que determinarão em última análise sua própria percepção e relação com sua realidade.

Assim, em vez de focar o tratamento no resultado da terapia como algo previamente definido e previsível, talvez seja mais prudente apostar na capacidade do sujeito de lidar com as incertezas da vida, tornando-o mais à vontade e aberto aos desafios que lhes são impostos nessa jornada imprevisível.

Na busca pela melhor compreensão do significado da depressão na vida do sujeito, é preciso que o profissional da saúde tenha certo conhecimento acerca do grau de desconforto dessa pessoa, do comprometimento ou interferência nas atividades diárias, acadêmicas, profissionais, ocupacionais, entre outras, da interferência no relacionamento familiar, nos relacionamentos interpessoais e nas atividades de lazer e do tempo aproximado durante o qual sujeito lida com as diversas dimensões de sua vida, sendo preciso considerar também o campo de possibilidades do sujeito com relação à sua história de vida pregressa em termos de se exercitar, o tempo que dispõe para a prática, seu estado de saúde, sua rede de apoio social e tantos outros elementos considerados facilitadores ou não da prática da ASM.

Como fatores de motivação para a terapia é possível destacar: o desejo consciente e manifesto de ousar novos e velhos caminhos, explorar e experimentar; a decisão de iniciar a terapia; a iniciativa de escolher o terapeuta e de marcar pessoalmente a primeira consulta; dispor de certo grau de flexibilidade em suas opiniões e crenças; demonstrar desejo em participar ativamente do tratamento; iniciar precocemente as tarefas; estar disposto a construir expectativas realistas sobre si e sobre a terapia; e demonstrar disposição para fazer os arranjos necessários aos objetivos propostos[13,14].

Para facilitar a adesão e a manutenção na ASM é preciso que essa prática esteja o mais próximo do contexto relacional do sujeito em depressão, explorando em seu território elementos potencializadores do processo terapêutico a ser vivenciado em um contexto terapêutico favorável em termos de trocas relacionais, dispor de um local com boa ambiência, oferecer a oportunidade para o sujeito expressar emoções, reviver e revisar experiências passadas (buscando encontrar novas formas de agir), dispor de um ambiente que proporcione entendimento e busca de alternativas para modos problemáticos de pensar, sentir e se comportar, oferecer novas aprendizagens por meio da exposição a situações, ideias, sentimentos ou comportamentos que provocam tristeza ou ansiedade, fazendo com que a pessoa em depressão busque superar seus medos e evitações. É indispensável também o reconhecimento dessa pessoa sobre sua necessidade ou não de mudança, bem como um esforço pessoal para alcançar os resultados desejados.

Ainda com relação ao emprego da ASM, sabe-se que a experiência é afetiva e fundamental para a reestruturação da mente. A partir das vivências é construída a percepção da realidade, bem como a gama de reações afetivas e comportamentais às diversas situações interpessoais e emocionais. Nesse sentido, é preciso transmitir a noção de que é possível suportar o sofrimento psíquico e de que é por meio do afeto imerso nas relações que podem ser estabelecidas em decorrência da prática que se constroem as inúmeras possibilidades de conquistar os objetivos relacionados com o processo terapêutico.

O trabalho com um programa terapêutico singularizado pode significar mais do que alcançar os objetivos propostos, pois possibilita galgar outras paisagens, sendo os profissionais da educação física, assim como os demais profissionais da saúde que se utilizam das práticas corporais, considerados os mediadores de outras possibilidades de realização.

Após discorrer sobre o emprego da ASM para pessoas em depressão, passo a refletir sobre alguns elementos de ordem prática que estão relacionados com o plano de tratamento, que prefiro denominar programa terapêutico singularizado, com a finalidade de ampliar o grau de compreensão sobre a importância da ASM para aqueles que almejam lidar melhor com o sofrimento psíquico em suas vidas.

■ CONCEPÇÕES DA ATIVIDADE SENSORIMOTORA NO TRATAMENTO DE PESSOAS EM DEPRESSÃO

Como relatado na seção anterior, ao se elaborar um programa terapêutico singularizado é preciso considerar a totalidade do indivíduo, o qual apresenta diversas necessidades que precisam ser atendidas nas mais diversas dimensões da vida. Esse emaranhado complexo das mais diversas necessidades é separado apenas para efeito didático, pois, quando os esforços terapêuticos são concentrados em determinada direção, certamente haverá uma repercussão sobre todas as outras.

Manter-se aberto a um espectro maior de possibilidades dos efeitos positivos da ASM para a saúde (saúde enquanto concepção ampliada de bem-estar, cuja noção também precisa ser relativizada) é também concentrar o programa terapêutico na melhora da qualidade de vida, o que, como se sabe, tem um significado próprio para cada indivíduo.

Para além do grau de funcionamento, autonomia e independência da pessoa em depressão, outros elementos de igual importância devem ser considerados no programa de atendimento, como a própria interação da pessoa em seu território e o grau de satisfação com sua própria vida, e que estão intimamente relacionados com o nível de operatividade motriz[13,14].

Por meio da ASM são firmados vínculos pelos quais se busca (re)constituir uma rede de apoio social com estabelecimento de afetos positivos para além de outros benefícios de ordem psicossocial igualmente relevantes quando se trata especialmente de pessoas em depressão.

Como um recurso facilitador de muitas possibilidades de comunicação, seja ela verbal ou não, a ASM busca mediar a descoberta de novos valores a fim de despertar uma consciência necessária (promoção) para evitar o retraimento e o isolamento social, pois a rede de apoio social é considerada, na maioria das vezes, um dos principais fatores de proteção para a depressão, salvo em casos especiais.

Sob a concepção da terapia comportamental, ao traçar um plano de atendimento, ou seja, um programa terapêutico individualizado, buscar-se-á desenvolver no sujeito em depressão a possibilidade de vivenciar novos contextos considerados significativos em suas buscas, de modo que ele possa aprender a exercitar novos comportamentos e aderir a um estilo de vida mais salutar naquilo que julga ser necessário a seu processo de mudanças.

Substituir o comportamento sedentário por uma atitude mais positiva sobre a própria vida, estimulando a capacidade volitiva e interativa, já poderia ser considerado um bom prognóstico, pois na linguagem nosológica isso pode ser visto como uma possibilidade de início de remissão de sintomas.

Além disso, atividades que buscam melhorar a aptidão física relacionada com a saúde ou atividades que primam pelo incremento da aptidão psicomotora podem contribuir para a retomada funcional dos papéis de vida diária, fomentando sentimentos positivos com relação à autoeficiência e à autoestima e com isso melhorando a imagem corporal[13]. Nesse sentido, as atividades de intensidade moderada podem ser suficientes para dar conta da manutenção de níveis adequados à saúde.

O volume e a intensidade do trabalho empregado devem ser progressivos, constantemente avaliados e com um grau de complexidade que possibilite a aderência da pessoa em depressão à ASM e a outras atividades de sua vida. Devem favorecer, ainda, sentimentos positivos de autorrealização, ajudando a pessoa a aumentar os sentimentos de autovaloração.

Como escrevi em outras ocasiões, qualidade de vida consiste na busca de situações prazerosas, em que ter saúde significa usufruir do bem-estar propiciado pelo grau de satisfação nas dimensões física, emocional, intelectual, social etc. Nesse contexto, o afeto, a autoestima e a autorrealização são importantes necessidades humanas que precisam ser satisfeitas inclusive nos programas de atividade física[21].

O emprego de atividades diversificadas internas (relaxamento, danças, esporte etc.) e atividades externas (caminhadas, esportes, jogos, passeios a pontos turísticos e a exploração dos bens culturais que constituem o território da pessoa em questão) é elemento igualmente importante quando se mobilizam diversos elementos potencialmente terapêuticos e quando se trabalha com a perspectiva ampliada de território.

Kay & Tasman[22] enfatizam que o tratamento deve tanto se voltar para a redução e eliminação dos sintomas depressivos como para a restauração integral do funcionamento psicossocial. A melhora do funcionamento adaptativo após o episódio depressivo deve ser um dos objetivos associados, e o estabelecimento de uma relação funcional entre paciente, família e terapeuta geralmente promove uma melhor recuperação.

■ CONSIDERAÇÕES FINAIS

Conforme discutido no corpo deste capítulo, não restam dúvidas quanto à importância da ASM para as pessoas em depressão.

De modo a apostar no sucesso do tratamento, o profissional da saúde que adota essas atividades deve procurar estabelecer uma relação terapêutica que envolva as diversas dimensões da vida do sujeito. O objetivo desse envolvimento é promover e manter uma relação positiva por meio de experiências que focalizem expectativas realistas, incentivando a pessoa em depressão a tomar decisões e a adotar comportamentos mais resolutivos e emocionalmente mais adequados.

Nesse vínculo terapêutico é preciso estabelecer limites, proteger o cliente contra a autolesão (quando for o caso), fortalecer seus aspectos positivos e investir em estratégias conjuntas na consecução dos objetivos propostos no programa terapêutico.

Para além das atividades corporais empregadas como um dos recursos terapêuticos no tratamento das pessoas em depressão, é preciso lembrar que na maioria das vezes haverá nesse cenário a contribuição de outros recursos terapêuticos, como o emprego de medicamentos (que tornam por vezes um tanto mais complexa a missão do profissional da saúde em razão dos efeitos de suas propriedades psicofarmacológicas e também dos efeitos colaterais produzidos pelos medicamentos prescritos), assim como os efeitos de outras terapias que são empregadas no mesmo sujeito, cujos resultados se relacionam, se combinam e, às vezes, podem até mesmo entrar em conflito, tendo uma repercussão direta sobre o investimento terapêutico. Por isso, é necessário ampliar os espaços de trocas de modo a não criar situações de iatrogenia.

Nesse sentido, busca-se por meio da ASM criar um espaço de mediação entre o sujeito e seu sofrimento psíquico, um lugar onde ele possa se manifestar, se expressar e se (re)significar diante dessa situação em sua vida, lembrando que os pensamentos, as emoções e os sentimentos são antes de tudo corporais. Esse processo deve ser construído continuadamente, aberto e constantemente sujeito a novas experiências.

Isso exige um espaço acolhedor e seguro onde o sujeito possa vivenciar uma comunicação mais congruente e desenvolver formas de adaptação mais orientadas para a realidade.

Por meio da ASM é possível tentar ampliar a rede de apoio social, respeitando a subjetividade do sujeito, a multidimensionalidade e a presença de situações inusitadas que conduzirão o profissional e seu consulente a uma constante avaliação do programa terapêutico, bem como de suas formas de lidar com a questão. Essas duas ações envolvem uma negociação permanente entre o protagonista de sua história – "a pessoa em depressão" – e os demais integrantes do contexto terapêutico.

Trabalhar na (para) saúde mental, como discutido no livro *Atividade Física, Saúde Mental e Qualidade de Vida*[13], significa apreender os fenômenos objetivos que afloram na vida da pessoa com sofrimento psíquico e que são mais fáceis de perceber, como o comportamento motor, a respiração, a postura, a linguagem corporal, a frequência e os batimentos cardíacos etc. Já os fenômenos subjetivos exigem uma percepção mais apurada do profissional da saúde por serem mais inacessíveis à sua inferência.

Por meio da ASM é possível acessar os estados psíquicos, como o campo das emoções do indivíduo. As conversações pessoais e gestuais e a troca de experiências corporais, nesse caso, são as ferramentas do profissional da saúde que lida com pessoas em depressão. A eficácia do tratamento depende da experiência desse profissional, de sua sensibilidade e autocompreensão, que, ao proporcionar um ambiente saudável e acolhedor ao cliente, busca estimular a emersão de grandes possibilidades terapêuticas a serem compartilhadas.

As manifestações corporais, além de servirem como um meio, são manifestações íntimas do elo psíquico que liga o sujeito ao mundo e a seus semelhantes, e sobretudo a ele próprio, em uma viagem de eterna descoberta. Nessa viagem, a pessoa habita seu corpo de diferentes formas, cores, tamanhos, gostos, preferências, sonhos e tudo o mais que constitui sua subjetividade, que carrega consigo a expressão de toda uma coletividade engendrada pela cultura em um dado momento histórico.

As expressões corporais refletem a plasticidade de um mundo vivido, sofrido, conquistado e reconquistado a todo momento, e nessa luta se encontra o profissional da educação física (dentre outras categorias profissionais), que emprega a ASM como mediadora das inúmeras possibilidades de realização.

No entanto, convém cuidar dos aspectos relacionados com a abordagem e o manejo, pois, se a visão do profissional estiver pautada na concepção de que seja impossível, nesses casos, delegar autonomia às pessoas em sofrimento psíquico ou que essas necessitam ser constantemente tratadas, adestradas e medicalizadas, treinadas ou permanentemente "acompanhadas" como dispositivo de controle social pela subestimação de seu potencial ou mesmo pelo controle do próprio movimento, é possível cometer o erro de aumentar ainda mais a carga de sofrimento psíquico da pessoa em questão, gerando com isso demandas de difícil resolução. Nesse caso, supõe-se que essas pessoas possam se tornar cada vez mais dependentes e perder paulatinamente sua capacidade de diligenciamento e os traços fundamentais do protagonismo de sua própria história: uma questão de iatrogenia.

O que está se configurando é certamente a construção de um novo modo de lidar com pessoas em depressão, acolhendo e cuidando efetivamente delas em busca da recuperação do desejo pela vida, da autonomia funcional, de seu poder contratual e da participação social, restituindo-lhes seus direitos, vantagens e condições de vida a partir dos quais as barreiras possam ser mais atenuadas e/ou (re)significadas, caso sejam essas as metas previstas e acordadas no contexto terapêutico. Significa, assim, buscar um processo de reabilitação mais amplo de acordo com as potencialidades estabelecidas para novas ordenações sobre a vida, rompendo com a lógica meramente produtiva e ao mesmo tempo responsabilizando o sujeito pelas respostas que apresenta.

Por isso, continuo defendendo a ideia de que trabalhar com os indivíduos em depressão é caminhar no campo da subjetividade, perceber o que a pessoa considera importante e oferecer condições para que isso se concretize, lembrando que as ações, comportamentos, escolhas ou aspirações individuais não derivam somente de cálculos ou planejamentos, mas são antes de tudo produtos da relação entre um *habitus* e as pressões e estímulos de uma conjuntura, pensamento esse que ousa ter um impacto positivo no âmbito da saúde coletiva, pois, ao se investir no sujeito e em sua saúde, consequentemente haverá uma repercussão na dimensão coletiva. E essa tomada de consciência por si só pode ser considerada um posicionamento político.

Se a ASM está fazendo parte do elenco de recursos terapêuticos que compõem o campo de conhecimentos da saúde mental e da atenção psicossocial, certamente é porque tem mostrado, empírica, científica e politicamente, que não se pode mais conceber uma saúde integral e humanizada sem passar pela dimensão corporal. Ademais, a ASM, enquanto experiência transformadora, além de atuar sobre o indivíduo e sua singularidade, acaba por atualizar hábitos que são coletivos na medida em que influencia outras pessoas a buscarem essa transformação. Nesse sentido, cabe ressaltar a importância de considerar a singularidade um mecanismo imprescindível ao engajamento nas práticas corporais, bem como nas relações humanas.

Espero que todos os que ousem percorrer esse campo, talvez sob o ponto de vista aqui explanado, possam trilhar seus próprios caminhos por meio de suas próprias experiências compartilhadas (pessoa em sofrimento/terapeuta) mediante acertos, conflitos e novos desafios, uma questão de alteridade que se refere à experiência internalizada da existência do outro não como objeto, mas como outro sujeito copresente no mundo das relações intersubjetivas.

Referências

1. Brasil. Ministério da Saúde. Secretaria de Atenção à Saúde Departamento de Ações Programáticas Estratégicas Coordenação-Geral de Saúde Mental, Álcool e Outras Drogas. Nota Técnica Nº 11/2019-CGMAD/DAPES/SAS/MS. Brasília, DF, 2019.
2. Brasil. Conselho Nacional da Saúde. Resolução 218, de 6 de março de 1997. Brasília, DF, 1997.
3. Conselho Federal de Educação Física. Resolução CONFEF 230, de 16 de abril de 2012. Rio de Janeiro, 2012.
4. Organização Mundial da Saúde. CID-10 - Classificação Estatística Internacional de Doenças e Problemas Relacionados com a Saúde. Classificação dos Transtornos Mentais e de Comportamento da CID-10. Porto Alegre: Artes Médicas, 1993.
5. Murray CJ, LOPES AD. Regional patterns of disability-free expectancy and disability adjusted life expectancy: global Burden of Disease Study. Lancet 1997 May 10; 349(9062):1347-52.
6. American Psychiatric Association (APA). Diagnostic and statistical manual of mental disorders. 4th ed. Text revision. Washington, DC: American Psychiatric Association, 2000.
7. Roth A, Fonagy P. What works for whom? A critical review of psychotherapy research. New York: Guilford Press, 2005.
8. Klein D. Diagnosis and classification of dysthymic disorder. In: Kocsis JH, Klein DN. Diagnosis and treatment of chronic depresssion. New York: Guilford, 1995.
9. Rego R, Albertini P. Mente e cérebro: terapias corporais. São Paulo. 2010; 1(1):85-121.
10. Roeder MA. Benefícios da atividade física para pessoas com transtornos mentais. Revista Brasileira de Atividade Física e Saúde. Londrina, Paraná, 1999; 4(2):62-76.
11. Roeder MA. Rotinas de movimentação moderada: Uma perspectiva terapêutica na saúde mental. Revista Paranaense de Educação Física (UFPR) 2000; 1(2):71-87.
12. _____. Atividade sensório-motora: uma contribuição para a qualidade de vida de pessoas com transtornos mentais. Dissertação (Mestrado em Educação Física) - Centro de Educação Física e Desportos. Universidade Federal de Santa Catarina. Florianópolis, 2001.
13. _____. Atividade física, saúde mental e qualidade de vida. Rio de Janeiro: Shape Editora, 2003.

14. _____. Caminhando para Vida: uma abordagem antropológica do sentido da caminhada para a saúde mental. Atividade Física e Fatores Relacionados: uma abordagem multiprofissional. José Marques Júnior (org.). Curitiba-PR: CRV, 2014.
15. Roeder MA, Farias SF. Rotinas de movimentação moderada: uma perspectiva terapêutica em saúde mental. Revista Paranaense de Educação Física, Paraná, Nov 2000; 1(2):71-87.
16. Velho G. Individualismo e cultura: notas para uma antropologia da sociedade contemporânea. Rio de Janeiro: Jorge Zahar Ed., 1999.
17. Velho G. Projeto e metamorfose: antropologia das sociedades complexas. Rio de Janeiro: Jorge Zahar Ed, 2003.
18. Lussi IAO de, Pereira MAO,; Pereira Junior A. A proposta de reabilitação psicossocial de Saraceno: um modelo de auto-organização? Revista Latino-Americana de Enfermagem 2006 maio- junho; 14(3):448-56.
19. Chopra D. As sete leis espirituais dos super-heróis. São Paulo: La Fonte, 2012.
20. Amarante P. Saúde mental e atenção psicossocial. Rio de Janeiro: Editora FIOCRUZ, 2007.
21. Dantas HM. Flexibilidade: alongamento e flexionamento. Rio de Janeiro: Shape, 1999.
22. Key J, Tasman A, Lieberman JA. Psiquiatria: ciência comportamental e fundamentos clínicos. São Paulo: Manole, 2002.

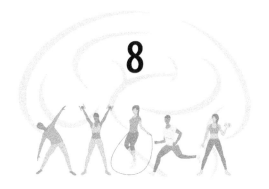

8

Exercício Físico como Intervenção Terapêutica na Depressão

Rosa Maria Mesquita

■ INTRODUÇÃO

A associação entre exercícios físicos e depressão vem sendo abordada em diversos estudos epidemiológicos, experimentais e de metanálise e em revisões narrativas[1-16]. Muitos autores apontam, com crescente otimismo, a indicação da prática de exercícios como intervenção terapêutica complementar no tratamento da depressão[17-22], simultaneamente ou não às intervenções farmacológicas e psicoterapêuticas[8,16]; outros ressaltam que a função terapêutica dos exercícios necessita ser mais bem investigada em vista da ausência de evidências causais, bem como de outras limitações metodológicas das pesquisas[8-12,22,23].

Nas diversas publicações, os efeitos terapêuticos dos exercícios físicos para os pacientes com depressão são avaliados em relação a tipo, duração, intensidade e dose-resposta. Essas avaliações contribuem para a recomendação de intervenção planejada com exercícios físicos como medida terapêutica voltada para a necessidade específica de cada paciente.

ASSOCIAÇÃO ENTRE EXERCÍCIOS FÍSICOS E DEPRESSÃO
Estudos populacionais

O exercício físico tem sido associado a alterações positivas nos estados de humor e à redução de sintomas depressivos, podendo ainda atuar sobre os riscos de desenvolvimento de transtornos depressivos[7,8,22,23].

Pesquisadores observaram a associação entre a baixa adesão à prática de exercícios e a possibilidade maior de quadros depressivos[24], inatividade física e sintomas depressivos significativamente mais intensos[25], sedentarismo ou redução da prática de atividade física e maior propensão ao desenvolvimento de sintomas depressivos[26] e menor ocorrência de depressão entre os indivíduos fisicamente ativos e atletas[27].

A correlação entre os níveis mais altos de atividade física e os menores escores de depressão foi documentada por Galperet e cols.[28] em um estudo longitudinal com 5.451 homens e 1.277 mulheres com idades entre 20 e 88 anos em que a atividade física foi avaliada com o teste de esteira e o autorrelato. Em outro estudo[29] também foi encontrada uma correlação negativa significativamente forte entre atividade física e depressão maior, quando pesquisadores, usando uma amostra nacionalmente representativa de adultos entre 15 e 54 anos (n = 8.098 dados do *National Comorbidity Survey*, EUA), compararam, por meio de análises de regressão logística múltipla, a prevalência de transtornos mentais entre aqueles que fizeram e aqueles que não relataram atividade física regular.

Em artigo recente[30] foram apresentados estudos prospectivos[31-34] que demonstraram uma clara relação entre o efeito protetor da atividade física e o risco para o desenvolvimento de sintomas depressivos. Em um desses estudos[32], com uma amostra de 43.499 estudantes universitários de ambos os sexos, com idades variando entre 18 e 25 anos, a análise dos resultados indicou que os estudantes ativos apresentaram escores menores para depressão do que os do grupo que não praticava nenhuma atividade física. Assim, os autores recomendam o envolvimento de estudantes universitários em alguma forma de atividade física, tendo em vista que essa prática pode exercer um efeito protetor contra a depressão.

Essas evidências sugerem uma associação entre sintomas depressivos e inatividade física[35], a qual é considerada um dos fatores de risco relacionados com a ocorrência de depressão[36], entre outras enfermidades. Em contrapartida, a prática de exercícios como hábito de saúde pode contribuir para a diminuição não só do risco de depressão,[37] mas também de sintomas depressivos[38].

Estudos de coorte prospectivos[15], pesquisados em base de dados, foram utilizados para avaliar a incidência da depressão e a relação prospectiva entre atividade física e risco de depressão, bem como para analisar os possíveis moderadores. A partir das análises realizadas, os pesquisadores concluíram que a atividade física pode conferir um efeito protetor contra a depressão independentemente de idade, sexo, região geográfica, volume, frequência e intensidade do exercício físico[15].

Em pesquisa bibliográfica que cobriu várias bases de dados[39] foi apontada uma redução de sintomas depressivos após a prática de exercícios físicos entre os idosos que sofriam de depressão ou de sintomas depressivos. Esse estudo[39] e os demais apresentados[15,28-34] indicam que o exercício físico pode ser eficiente tanto na prevenção como no tratamento da depressão independentemente de sexo e idade.

■ ESTUDOS EXPERIMENTAIS, DE METANÁLISES E REVISÕES NARRATIVAS

A abordagem dos estudos experimentais, de metanálises e revisões narrativas sobre a associação entre exercícios físicos e depressão contempla a seguinte apresentação: tipos de exercícios, duração da prática, intensidade dos exercícios e dose-resposta.

Tipos de exercícios: aeróbios, anaeróbios e *mindfull*

Diferentes tipos de exercícios físicos – aeróbio, anaeróbio e exercícios denominados *mindfull* ou exercícios conscientes ou de atenção plena[40] – vêm sendo estudados e comparados quanto a seu efeito terapêutico antidepressivo.

Os resultados de uma metanálise para avaliar os efeitos antidepressivos de exercícios aeróbios em pacientes adultos (de 18 a 65 anos) com diagnóstico clínico de depressão maior[41] recrutados por meio de serviços de saúde mental demonstraram que, independentemente da gravidade dos sintomas e do tipo de medida de desfecho, os exercícios aeróbios supervisionados foram considerados uma intervenção antidepressiva efetiva. Cabe ressaltar que o efeito antidepressivo não foi influenciado por estudos com risco menor de viés, estudos com intervenções de curto prazo (até 4 semanas) ou tentativas com intervenções envolvendo preferências individuais por exercício.

Não foram observadas diferenças relevantes entre os exercícios aeróbios e de alongamento e a depressão em ensaio clínico randomizado[42] com pacientes de ambos os sexos entre 18 e 60 anos de idade com diagnóstico de depressão maior, no qual se comparou um grupo que praticou exercícios aeróbios (n = 56) a outro de alongamento (n = 59) três vezes por semana. Os autores observaram um pequeno efeito positivo de ambas as práticas no alívio dos sintomas depressivos, apesar da ausência de evidências estatísticas.

No estudo de Tasci e cols.[43], os pacientes foram divididos em dois grupos: o grupo 1 realizou exercício aeróbio (caminhada rápida por no mínimo 30 minutos, pelo menos 4 dias por semana, durante 12 semanas) combinado com tratamento medicamentoso e o grupo 2 apenas medicação antidepressiva. Na comparação dos resultados dos dois grupos foi observada diminuição estatística maior nos escores médios da depressão no grupo com antidepressivo e exercício do que no grupo apenas com tratamento medicamentoso. Apesar do efeito positivo do exercício na resposta terapêutica para o tratamento da depressão, os autores apontam a necessidade de estudos de longo prazo em grupos amostrais maiores.

Em outro estudo de avaliação da eficácia de um programa de exercícios aeróbios por 16 semanas[35], 156 homens e mulheres com transtorno depressivo maior com idade igual ou maior que 50 anos foram randomizados entre três grupos: programa de exercícios aeróbios, tratamento farmacológico (cloridrato de sertralina) e programa de exercícios combinado com medicação. Os pesquisadores concluíram que, após 16 semanas de tratamento, o exercício foi igualmente eficaz na redução de sintomas depressivos entre os pacientes com transtorno depressivo maior (Figura 8.1). Nesse sentido, indicam que o programa de exercícios aeróbios pode ser considerado uma alternativa aos medicamentos para o tratamento da depressão em pessoas de meia-idade e idosas.

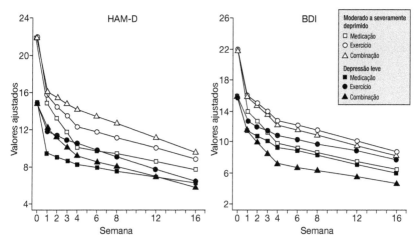

Figura 8.1 ■ Valores ajustados para escala de depressão de Hamilton (HAM-D) e inventário de depressão de Beck (BDI) ao longo de 16 semanas de tratamento. Os valores representam as pontuações ajustadas em cada grupo de tratamento para dois valores selecionados de tratamento de depressão de base (22 para moderado a grave e 16 para leve). (Blumenthal et al.[35].)

Pesquisadores do Instituto e Departamento de Psiquiatria da Faculdade de Medicina da Escola de Educação Física e Esporte e do Centro de Práticas Esportivas da Universidade de São Paulo desenvolveram uma pesquisa[44] com sete homens e 40 mulheres de 21 a 61 anos, não praticantes de atividade física regular, com diagnóstico de transtorno depressivo não especificado, transtorno depressivo maior e transtorno distímico, que apresentaram, na avaliação inicial, grau leve a moderado de depressão (escores superiores a 18 pontos na escala de depressão de Hamilton) e sem sintomas clínicos graves, como ideação suicida e culpa intensa. Todos os indivíduos realizaram testes de potência aeróbia máxima, resistência muscular abdominal e flexibilidade antes e após as intervenções. Os sintomas depressivos foram avaliados por um psiquiatra que utilizou a escala de depressão de Hamilton antes e após o encerramento dos programas de exercícios. Todos os indivíduos da amostra estavam em tratamento medicamentoso havia pelo menos 4 semanas.

Os pacientes foram designados por indicação médica para grupos de atividades diferentes com duração de 60 minutos, três vezes por semana, durante 12 semanas, pois alguns indivíduos apresentavam restrições para participar em atividades aeróbias: grupo 1 – aeróbio formal – caminhada/corrida (12 mulheres e um homem); grupo 2 – aeróbio *fitness* – diversas atividades musculares dinâmicas e rítmicas com aplicação de estratégias lúdico-recreativas (nove mulheres); grupo 3 – exercícios de alongamento (nove mulheres e quatro homens); e grupo 4 – apenas tratamento medicamentoso (10 mulheres e dois homens).

Os resultados do estudo evidenciaram que, nos grupos que praticaram os exercícios físicos (grupos 1, 2 e 3) combinados com tratamento medicamentoso, a taxa de redução na escala de Hamilton foi significativa, havendo substancial melhora dos sintomas depressivos. O grupo 4, que não praticou nenhuma atividade física, não apresentou diminuição significativa nos escores da escala (Figura 8.2).

Foi observado que, para o teste de potência aeróbia máxima, apenas o grupo 1 apresentou melhora em relação aos grupos 2 e 3; o grupo 3 registrou um aumento na flexibilidade média maior que a do grupo 2; para o teste de resistência muscular localizada (abdominais), o grupo 1 se saiu melhor que o grupo 4. Os pesquisadores concluíram que a prática de exercício físico, aeróbio ou não, associada à intervenção farmacológica se mostrou superior ao tratamento exclusivamente medicamentoso para a melhora dos sintomas da depressão independentemente do

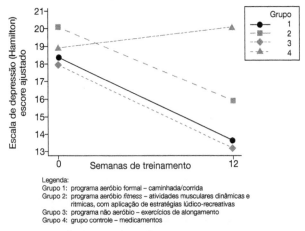

Figura 8.2 ■ Valores ajustados para escala de depressão de Hamilton ao longo de 12 semanas de tratamento. Os valores representam pontuações ajustadas em cada grupo de tratamento (perfis da intensidade de depressão de cada grupo) por instante de tempo. (Mesquita et al.[44].)

aprimoramento de algum parâmetro específico de aptidão física. Esses resultados fortalecem a recomendação da intervenção planejada com exercícios físicos como medida terapêutica coadjuvante do tratamento farmacológico aos pacientes com episódio depressivo leve a moderado.

Blumenthal e cols.[35] e Mesquita e cols.[44] destacaram a possibilidade de interferência de um efeito benéfico da interação social, tendo em vista que os exercícios foram realizados em grupo. Assim, apontam a necessidade de controle do nível de envolvimento social e dos efeitos do ambiente de exercícios na resposta do tratamento em pesquisas futuras.

Os exercícios físicos denominados *mindfull*, cujas experiências e sensações são vivenciadas por meio de estado mental de controle (atenção plena)[40], foram contemplados em uma revisão sistemática na qual os pesquisadores examinaram a eficácia de exercícios físicos *mindfull* (tai chi e yoga) e não conscientes (exercícios aeróbios e anaeróbios, como caminhada e corrida) para a redução dos níveis de depressão ou de sintomas depressivos[40]. Os resultados de 12 ensaios clínicos randomizados selecionados indicaram que os dois tipos de exercícios foram eficazes, com efeitos positivos para a redução de sintomas depressivos. No entanto, os autores recomendam a realização de estudos controlados para investigar os efeitos de exercícios *mindfull* em curto e longo prazo, os mecanismos envolvidos em sua ação terapêutica e quais efeitos diferenciais podem ser evidenciados entre exercícios conscientes e não conscientes para a redução de sintomas depressivos.

A partir das crescentes evidências relatadas em metanálises, revisões sistemáticas, estudos observacionais e experimentais (como ensaios clínicos controlados e randomizados), Demarzo e Garcia-Campayo[45] afirmam que a prática regular de *mindfulness* pode contribuir para a prevenção e o tratamento de diversas doenças e condições clínicas, bem como para a redução de níveis prejudiciais de sintomas de estresse, ansiedade e depressão.

Em síntese, foram observados: maior eficácia dos exercícios aeróbios para a melhora do humor[22,46]; maior impacto de seu efeito antidepressivo quando comparado com outras condições de intervenção ou placebo (relaxamento[47], terapia ocupacional[48], placebo[49]); e tanto as formas aeróbias como as anaeróbias e os exercícios *mindfull* apresentaram resultados igualmente eficazes[10,42,45,50-58]. A melhora da capacidade aeróbia teve implicações para os efeitos antidepressivos[50], porém as mudanças na capacidade aeróbia não foram necessárias para o efeito antidepressivo[44,52-55] e, embora os antidepressivos possam facilitar uma resposta terapêutica inicial mais rápida do que o exercício, este se revelou igualmente eficaz na redução da depressão[40,43,44,59].

O exercício aeróbio foi eficaz, mas não diferiu de outras formas de terapia, até mesmo de várias técnicas de psicoterapia[50]. Portanto, pode ser considerado uma alternativa aos medicamentos para o tratamento da depressão em pessoas de meia-idade e idosas[42]. Frontera e cols.[9] também afirmam que os melhores estudos científicos revelam que o exercício aeróbio é tão bom ou melhor do que a meditação, a psicoterapia ou o treinamento com peso para reduzir a depressão em pacientes psiquiátricos.

Duração da prática de exercícios: exercício agudo e exercício crônico

Com relação à duração, os exercícios podem ser realizados em sessão única, os denominados "exercícios agudos", ou por meio de uma intervenção de "exercício crônico", na qual é repetida uma quantidade de sessões de exercício durante um curto período ou em longo prazo[60] (duração mínima de 8 semanas).

Um estudo sobre os efeitos clínicos dos exercícios em sessão única foi realizado com 10 pacientes depressivas graves com idades entre 18 e 55 anos, internadas e submetidas a tratamento por 2 a 4 semanas no Instituto de Psiquiatria do Hospital das Clínicas da Faculdade de Medicina da Universidade de São Paulo[61] com o objetivo de identificar os efeitos dos exercícios físicos em estados subjetivos mentais/emocionais[62]. As pacientes participaram desde uma única sessão até no máximo quatro sessões (consecutivas ou não), de acordo com seu período de internação, sendo considerada para essa pesquisa a coleta de dados da primeira sessão de cada paciente. Em cada sessão, com duração de 60 minutos, foi desenvolvido um esquema de exercícios constituído por alongamento, exercícios aeróbios de baixa intensidade e exercícios de resistência muscular localizada, associado a uma estratégia de aplicação lúdico-recreativa.

O referencial teórico e metodológico para identificação, registro e análise dos dados do padrão de andar de cada paciente foi fundamentado na área de comunicação não verbal, e o nível de análise da psicodinâmica desse movimento expressivo, em trabalhos de estudiosos nesse campo de investigação[63]. Esse delineamento metodológico foi escolhido devido ao comprometimento das capacidades funcionais e sociais das pacientes por sintomas depressivos graves que dificultavam sua comunicação verbal. Os resultados evidenciaram alterações positivas nos estados subjetivos mentais/emocionais das pacientes. As melhoras constatadas sugerem que esse protocolo de exercícios pode promover o alívio dos sintomas em pacientes com depressão severa.

Em outro estudo, comparou-se a prática de exercícios *mindfull* (yoga e Feldenkrais) com exercícios aeróbios[57]. Os pesquisadores examinaram o efeito de uma única sessão de exercícios aeróbios e de *mindfull* sobre o humor e avaliaram a ansiedade, o humor depressivo e o bem-estar subjetivo de 147 participantes do sexo feminino com média de idade de 40 anos, antes e depois de uma única sessão de exercícios. Os sujeitos foram designados para quatro modos de exercícios: (1) yoga, (2) Feldenkrais, (3) dança aeróbica e (4) natação, e como grupo-controle, uma aula de informática. Os resultados revelaram melhora do humor após as aulas de Feldenkrais, natação e yoga, o que não foi observado após a aula de dança aeróbica e de computador. Os autores concluíram que atividades conscientes de baixo esforço, como yoga e Feldenkrais, bem como atividades aeróbias, melhoraram o humor em uma sessão única de exercício; no entanto, indicam a necessidade de mais estudos.

Resultados prévios não têm identificado diferenças entre os efeitos benéficos dos exercícios agudos e crônicos[9,20]. Os resultados de estudos experimentais realizados com exercícios físicos agudos e crônicos na população clínica e não clínica evidenciaram que os efeitos antidepressivos dos exercícios promovem a redução dos sintomas de depressão e ansiedade, além de diminuição dos níveis de tensão, raiva e confusão[10,64-67]. Também foram constatadas alterações positivas nos estados de humor, aumento da valorização individual e alteração efetiva do autoconceito e valorização da autoestima[65,67].

Resultados mais duradouros foram associados a programas de exercícios crônicos, uma vez que, quanto maior a duração do programa, maior o envolvimento das pessoas nas atividades e possivelmente maiores os benefícios físicos e psicológicos alcançados[1]. Dentre os efeitos antidepressivos estão tanto as mudanças positivas nos estados de humor, na autoestima e nos afetos positivos[7,67,68] como o aumento do nível de energia percebido pelos indivíduos[69].

Assim, tanto uma única sessão de exercícios como um programa de longa duração podem ser recomendáveis para a obtenção de efeitos antidepressivos, desde que ambos sejam adequados às características e necessidades da população clínica e não clínica[10] e que sejam adotados períodos de aquecimento e resfriamento[70,71].

Intensidade dos exercícios físicos

Martisen[72] afirma que, em geral, os pacientes deprimidos são sedentários; essa inatividade física reduz consequentemente tanto a capacidade de trabalho como o nível de condicionamento físico. Entretanto, um aumento na aptidão aeróbica não parece ser essencial para o efeito antidepressivo do exercício físico.

Trabalhos de revisão de literatura[50,73] sugerem que principalmente os exercícios físicos de intensidade baixa ou moderada foram eficazes para a redução de sintomas depressivos em pacientes com depressão leve e moderada[50], porém se revelaram mais limitados quando a depressão é severa[8,23].

Em outras pesquisas[74,75], a intensidade dos exercícios não foi prescrita, e foi permitido que os pacientes participantes realizassem os exercícios de acordo com a intensidade que preferissem. Os resultados desses estudos evidenciaram que exercícios executados com a intensidade preferida foram associados à maior redução de sintomas depressivos [33,34,74,75].

Na pesquisa realizada por Schuch e cols.[75], dos 50 pacientes internados com depressão grave (entre 18 e 60 anos de idade), 25 fizeram, além do tratamento normal, exercícios físicos aeróbios, enquanto os demais se submeteram apenas ao tratamento comum. A dose de exercícios foi determinada pelos pesquisadores, mas os pacientes puderam escolher a intensidade e o tempo do treino, e também tiveram a opção de ouvir a música de sua preferência durante as atividades. Os resultados apontaram que a redução dos sintomas foi maior no grupo que praticou os exercícios aeróbios, em comparação com os pacientes que não realizaram exercícios.

Instruir os praticantes a encontrarem um ritmo com o qual se sintam bem na execução dos exercícios pode ser um bom método de individualização e favorecimento de respostas agradáveis a essa prática.

Respostas agradáveis aos exercícios são contempladas em uma nova abordagem – a prescrição de exercícios com base em afetos, proposta por Ladwig, Hartman & Ekkekakis[76]. Em seu artigo, os autores utilizam uma escala de classificação, chamada *Escala do Sentimento*, em que +5 é marcado como "muito bom", +3 como "bom", +1 como "razoavelmente bom"", –1 como "bastante ruim", –3 como "ruim" e –5 como "muito ruim".

Nessa abordagem, o participante é convidado a autorregular e manter, durante a prática dos exercícios, a intensidade de acordo com sua preferência na classificação correspondente a +3 ou superior e assim realizar a atividade com prazer.

Exercícios de baixa intensidade são mais indicados no início da prática de exercícios, podendo ser alcançado um aumento gradual na intensidade com o progresso individual. Exercícios praticados com a intensidade preferida em vez da prescrita também promovem efeitos antidepressivos, pois, ao serem vivenciados como respostas afetivas agradáveis, podem predizer respostas mais positivas à intervenção terapêutica de exercícios[76,77].

Dose-resposta

A relação dose-resposta entre o exercício físico e a depressão interessa aos pesquisadores em razão de questões importantes, como: Qual a mínima quantidade de exercício necessária para atingir os benefícios antidepressivos? É possível determinar a existência e o estabelecimento de uma relação real de causa-efeito entre a prática de exercícios físicos e a redução dos sintomas depressivos? Quais são os mecanismos fisiológicos e psicológicos subjacentes a seus efeitos[78]?

A relação dose-resposta, por meio das associações estabelecidas em modelos multivariados, possibilita levantar hipóteses e investigar, em estudos controlados e randomizados, a dose de exercício físico e parâmetros como a duração de cada sessão, com que frequência se pratica o exercício, a intensidade e o custo metabólico da atividade em questão em METs (um MET equivale à taxa metabólica de repouso – ~ $kcal.min^{-1}$ ou 3 a $5 mL\ O_2.kg^{-1}.min^{-1}$)[79]. Assim, por meio dessas medições, entre outras, é possível calcular a dose de exercício[78,79].

Com o objetivo de determinar se existe uma relação entre a quantidade de exercício e a redução de sintomas depressivos (relação dose-resposta), foi desenvolvido um estudo com 80 adultos de ambos os sexos, entre 20 e 45 anos, diagnosticados com depressão leve a moderada. Conduzida entre 1998 e 2001, a pesquisa avaliou o exercício como tratamento exclusivo[80,81]. Os sujeitos participaram de um programa de exercício aeróbio de 12 semanas, e foram considerados dois níveis de energia gasta: baixa dose de exercício (BD) – 7,0kcal/kg/semana (equivalente a aproximadamente 15 minutos de alongamento) – e média dose (MD) – 17,5kcal/kg/semana (equivalente a cerca de 30 minutos de exercício de intensidade moderada) – com a frequência de 3 ou 5 dias/semana. Essas doses, recomendadas pelo Centers for Disease Control and Prevention (CDC) para a manutenção da saúde, são indicadas para reduzir o risco de doenças cardíacas, controlar o aumento de peso e fortalecer ossos e músculos, sendo também utilizadas com o objetivo de melhorar a saúde mental.

Os sujeitos foram randomizados para cinco grupos de exercícios, quatro deles relativos às seguintes doses de exercício: (1) 7,0kcal/kg/semana em 3 dias/semana (BD/3); (2) 7,0kcal/kg/semana em 5 dias/semana (BD/5); (3) 17,5kcal/kg/semana em 3 dias/semana (MD/3); (4) 17,5kcal/kg/semana em 5 dias/semana (MD/5). Esses quatro grupos se exercitaram em bicicletas ou esteiras ergométricas com seus respectivos monitores de frequência cardíaca, velocidade, repetições por minuto e calorias gastas. O quinto grupo, o controle (GC), executou uma atividade de intensidade muito baixa – exercícios de alongamento e flexibilidade em 3 dias/semana, 15 a 20 minutos/sessão; essa condição de controle foi um placebo ativo e propiciou o mesmo contato social dos demais grupos.

No estudo, durante a sessão de exercícios, foram adotados os seguintes procedimentos para evitar os efeitos do contato social sobre os resultados dos exercícios físicos: o supervisor foi treinado para não se engajar em conversas pessoais com os participantes e o laboratório foi equipado com aparelhos eletrônicos para que os voluntários pudessem se entreter.

Ao serem comparados os efeitos do gasto de energia e a frequência do exercício nas 12 semanas, não houve diferenças significativas entre as frequências de 3 ou 5 dias/semana, bem como na interação entre os efeitos da frequência do exercício e a quantidade de calorias gastas. O grupo mais efetivo nas reduções semanais dos escores de depressão foi o MD. A redução dos sintomas depressivos observada nos grupos BD e GC não foi significativamente diferente.

A dose (MD) de exercício aeróbio recomendada pelo CDC é consistente e efetiva no tratamento da depressão leve a moderada, enquanto a baixa dose é comparável ao exercício mínimo. Esse estudo indica ser fundamental a realização de pesquisa adicional para determinar o tipo, a dose e as condições do exercício para o tratamento da depressão.

Após analisar resultados de diferentes pesquisas sobre a dose e as condições do exercício no tratamento da depressão maior, Machado[82] concluiu que os achados parecem ser ainda inconsistentes e não permitem estabelecer a dose-resposta apropriada.

■ EXERCÍCIOS FÍSICOS: UMA ESTRATÉGIA PREVENTIVA E DE TRATAMENTO PARA A DEPRESSÃO

O artigo de Eyre e cols.[83] contempla uma visão integrativa das múltiplas facetas envolvidas nas abordagens da ciência preventiva que usam os exercícios físicos como uma estratégia preventiva e de tratamento para a depressão (Figura 8.3).

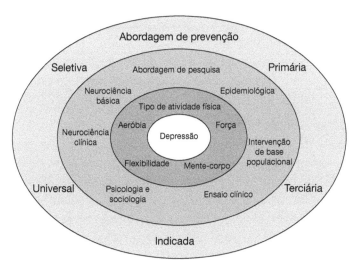

Figura 8.3 ■ Representação gráfica que integra as múltiplas facetas envolvidas nas abordagens da ciência preventiva que usam os exercícios físicos como estratégia preventiva e de tratamento para a depressão. (Eyres et al.[78])

Trata-se de uma abordagem proposta a partir da avaliação crítica e atualizada de estudos clínicos e em saúde pública com foco também em evidências imunológicas que, em conjunto, respaldam e dão sustentação à utilização dos exercícios físicos no tratamento e prevenção da depressão. Os autores também concluem que, apesar de ainda não serem conhecidos todos os mecanismos, é mais provável que haja uma interação complexa de mecanismos psicológicos e neurobiológicos subjacentes, mediando e/ou moderando os efeitos antidepressivos do exercício físico. Teorias biológicas e psicológicas foram formuladas por estudiosos para explicar ou justificar esses efeitos[8,73].

Dentre as explicações relacionadas aos mecanismos biológicos inicialmente propostas[6,73,84] se destacam as seguintes:

1. Melhora da neurotransmissão de noradrenalina, serotonina e dopamina, reduzindo assim os sintomas depressivos e resultando na melhora de humor.
2. Aumento da produção de endorfinas, cujas ações no organismo reduzem a sensação de dor e estimulam a sensação de bem-estar, conforto, melhor estado de humor e alegria.
3. Estimulação da atividade adrenal, aumentando a reserva de esteroides que por sua vez, estando disponíveis, auxiliam os mecanismos de reação aos eventos estressores.
4. Aumento da temperatura corporal e redução da atividade muscular em repouso, diminuindo assim a tensão e promovendo um efeito tranquilizante.

Com os avanços da tecnologia e suas aplicações na área da saúde[85], como o aporte de modernas técnicas de exames para a investigação do sistema nervoso central, essas explicações neurobiológicas se ampliam e aprofundam por meio do estudo científico de diversos aspectos mentais e seus substratos neuroanatômicos e neurofuncionais[86].

Na depressão, vários mecanismos celulares e moleculares que suportam a plasticidade do cérebro são interrompidos; essas rupturas interferem diretamente na regulação do estresse e nos sintomas de depressão e ansiedade. Alterações nessa importante via neurobiológica podem ser efetivadas por meio dos efeitos do exercício sobre esses mecanismos neurais[87]. O exercício físico pode promover melhor aporte de fluxo sanguíneo cerebral e um sistema de distribuição vascular mais eficiente. Além disso, aumenta tanto a circulação como as concentrações de fatores, como o de crescimento endotelial vascular (VEGF) – essencial para a angiogênese – e o neurotrófico derivado do cérebro (BDNF) – uma neutrofina intimamente ligada aos processos moleculares centrais e periféricos do metabolismo energético e da homeostase[87-89].

Várias outras alterações celulares e moleculares também são induzidas pelo exercício, como a plasticidade sináptica ou a liberação do fator de crescimento da insulina 1 (IGF-1) e fatores de crescimento de fibroblastos (FGF), que podem ser cruciais para a neuroplasticidade, como a neurogênese. Além dessas alterações na neuroplasticidade, o exercício físico tem a capacidade de induzir outras relacionadas com a inflamação, o estresse oxidativo, a reatividade do cortisol e a resposta do eixo hipotálamo-hipófise-adrenal e exercer efeitos antidepressivos[87].

Diferentes hipóteses relacionadas com os mecanismos psicológicos[6,10,52,84] também foram propostas para explicar os efeitos antidepressivos do exercício, como estabelecer expectativas subjetivas e atividades prazerosas e divertidas, pela diversidade de estímulos que promovem um distanciamento de emoções e comportamentos desagradáveis (hipótese da distração); assim, seus efeitos positivos competem nos sistemas somático e cognitivo com os efeitos negativos dos distúrbios de humor, como ansiedade e depressão.

Os praticantes, ao se tornarem fisicamente mais aptos, adquirem um sentimento de realização promovido pela melhora da eficiência de seus movimentos e de alterações positivas em aspectos distintos, como atenção, imagem corporal e sentimento de controle de eventos externos, que certamente têm impacto nos sentimentos negativos que antes experimentavam, como desesperança e desamparo. Assim, as melhorias na autopercepção física, que podem ser independentes do nível de condicionamento físico ou alterações reais na composição corporal, podem estar subjacentes às melhorias na autoestima, autoeficácia, qualidade de vida e afeto positivo[87]. Além disso, os exercícios possibilitam uma maior interação das pessoas e com isso promovem um reforço social[87].

Essas teorias e explicações ampliam o conhecimento e a compreensão a respeito das múltiplas vias biológicas e psicossociais por meio das quais o exercício pode levar a reduções na gravidade dos sintomas da depressão (Figura 8.4). Entretanto, ainda são necessários mais estudos para investigar e preencher lacunas de conhecimento sobre essas múltiplas vias e fornecer detalhes adicionais sobre a complexa interação dos mecanismos neurobiológicos e psicológicos subjacentes[87]. Atualmente, esse assunto é tratado em inúmeras publicações que abordam com propriedade e profundidade esse tema[83,86-102].

MECANISMOS BIOLÓGICOS		MECANISMOS PSICOSSOCIAIS
Neuroplasticidade • Liberação de neurotrofina – nível molecular, p. ex. BDNF • Alterações celulares – neurogênese, angiogênese, sinaptogênese • Alterações estruturais – hipocampo, regiões corticais e substância branca • Melhora da vascularização em todo o cérebro **Resposta neuroendócrina** • Maior regulação HPA • Alterações na atividade do cortisol	**Inflamação** • Diminuição dos marcadores pró-inflamatórios basais, p. ex. IL-6 • Aumento de marcadores anti-inflamatórios, p. ex. IL-10 • Redução da inflamação devido ao tecido adiposo • Alterações no número e na morfologia dos monócitos **Estresse oxidativo** • Aumento da resiliência ao estresse causado por excesso de espécies reativas e nitroativas	**Autoestima** • Aumento da autopercepção física • Percepção positiva da imagem corporal **Suporte social** • Mais interação e discernimento emocional • Exposição a novas redes sociais **Autoeficácia** • Domínio de habilidades • Flexibilidade para lidar com os desafios • Barreiras de autoeficácia

ATIVIDADE FÍSICA ← → SINTOMAS DEPRESSIVOS

Exemplos de moderadores
- Idade
- Perfil biológico, p. ex. IL-6 ou níveis de BDNF
- Sintomatologia
- Duração/gravidade da depressão
- Fatores psicológicos, p. ex. imagem corporal ou barreiras para o exercício
- Condicionamento físico nível/mudança
- Protocolo de exercício, p. ex. intensidade ou duração da sessão
- Contexto do exercício, p. ex. sessões individuais de exercício físico ou esportes coletivos
- Adesão ao exercício

Exemplos de confundidores
- Uso de medicamentos
- Privação social
- Fatores genéticos, p. ex. risco poligênico de depressão
- Estado de saúde física
- Estresse
- Educação
- Etnicidade
- Outras condições psiquiátricas
- Outros comportamentos de saúde, p. ex. sono
- Trauma

Figura 8.4 ■ Representação gráfica que integra os mecanismos neurobiológicos e psicossociais subjacentes ao exercício físico. (Kandola et al.[87].)

Assim, os exercícios físicos podem estimular um complexo sistema neurobiológico e psicológico e desencadear uma cascata de eventos invisíveis cujos efeitos positivos podem ser visíveis e perceptíveis a partir das alterações em diferentes aspectos relacionados com as dimensões biopsicossociais do paciente deprimido. Essas alterações podem ser observadas, registradas e analisadas por meio de distintos canais de comunicação não verbal, como postura, expressão facial e corporal, olhar, gestos e psicodinâmica dos movimentos, bem como das atitudes diante de situações diárias e dos comportamentos interpessoais[61,63,102-105].

A comunicação não verbal na depressão é rica em dados científicos e pode oferecer uma nova perspectiva teórica e metodológica para o desenvolvimento de pesquisas e como ferramenta de diagnóstico[61,102-103].

■ CONSIDERAÇÕES FINAIS

Considerando-se os conteúdos da abordagem realizada, é possível destacar:

- A associação entre os sintomas de depressão e a inatividade física.
- A falta de atividade física como um dos fatores de risco para a depressão.
- A possível contribuição da prática de exercícios para a diminuição do risco de depressão.
- A possível eficácia do exercício físico tanto na prevenção como no tratamento da depressão, independentemente de sexo, idade e outros fatores demográficos.
- Os efeitos positivos de exercícios denominados *non-mindfull* (aeróbios e anaeróbios), *mindfull* (atenção plena – tai chi, yoga) e até mesmo os de relaxamento para a redução de sintomas depressivos.
- A eficácia dos exercícios com baixa ou moderada intensidade para a redução de sintomas depressivos em pacientes com depressão leve e moderada, mas com intervenção mais limitada quando a depressão é severa.
- A inexistência de diferenças significativas para a redução de sintomas depressivos entre exercícios agudos e crônicos; entretanto, quanto maior a duração dos programas de exercícios, maiores os benefícios dos efeitos antidepressivos em longo prazo.

- A necessidade de novas pesquisas para determinar a quantidade ou a dose ideal de exercício ou a dose mínima necessária para produzir benefícios e investigar se há um limiar máximo de exercício para alcançar um efeito antidepressivo.
- A possível mediação e/ou moderação de interações complexas entre os mecanismos psicológicos e neurobiológicos sobre os efeitos antidepressivos do exercício físico.

Os exercícios físicos supervisionados são considerados uma intervenção antidepressiva efetiva para a depressão[41] e uma intervenção terapêutica complementar ao tratamento farmacológico[44], bem como aos demais tratamentos tradicionais para os pacientes com sintomas depressivos[16,50].

Novas pesquisas com diferentes tipos de atividade, intensidade, duração e frequência do exercício, que investiguem não apenas a associação, mas também a relação entre exercício físico e depressão, contribuirão para a construção de diretrizes norteadoras para programas de exercícios físicos destinados aos pacientes deprimidos e para fundamentação teórica e aplicação prática de atividades sensorimotoras que também têm sido utilizadas como recurso terapêutico[106].

Para a atuação nessa área de saúde mental, são necessários conhecimentos que permitam fundamentar a prática profissional e possam capacitar os profissionais de áreas distintas a contribuir com seu trabalho, individualmente ou como integrante de equipes multidisciplinares de saúde, no tratamento do paciente com depressão.

Referências

1. Weinberg RS, Gould D. Fundamentos da psicologia do esporte e do exercício. 2. ed. Monteiro MC (trad.) Porto Alegre: Artmed, 2001.
2. Vaisberg MM, Bicudo LFPCR, Mello MT (orgs.) O exercício como terapia na prática médica. Porto Alegre: Artmed, 2005.
3. Vaisberg MM, Marco T. Exercícios na saúde e na doença (coords.) Barueri: Manole, 2010.
4. Mazini Filho ML. Grupos especiais – prescrição de exercício físico – uma abordagem prática. Rio de Janeiro: MedBook, 2019.
5. Bouchard C, Shephard RJ. Physical activity, fitness, and health: the model and key concepts. In: Bouchard C, Shephard RJ, Stephens T (eds.) Physical activity, fitness and health: international proceedings and consensus statement. Champaign: Human Kinetics, 1994: 77-88.

6. Morgan WP. Physical activity, fitness and depression. In: Bouchard C, Shephard RJ, Stephens T (eds.) Physical activity, fitness and health: international proceedings and consensus statement. Champaign: Human Kinetics, 1994: 851-67.
7. Fontaine KR. Physical activity improves mental health. Phys Sports Med 2000; 28(10):83-4. DOI: 10.3810/psm.2000.10.1256
8. O'Neal HA, Dunn AL, Martinsen EW. Depression and exercise. Int J Sport Psychol 2000; 31(2):110-35.
9. Frontera WF, Dawson DM, Slovik DM. Exercício físico e reabilitação. Silva MGF, Burner J (trads.) Porto Alegre: Artmed, 2001.
10. Buckworth J, Dishman RK. Exercise psychology. Champaign: Human Kinetics, 2002: 330.
11. Carron AV, Hausenblas HA, Estabrooks PA. The psychology of physical activity. Boston: McGraw-Hill, 2003: 274.
12. Blay SL, Kaio M. Transtornos mentais e atividade física. In: Vaisberg M, Rosa LFBPC, Mello MT (eds.) O exercício como terapia na prática médica. São Paulo: Artes Médicas, 2005: 131-7.
13. Penedo FJ, Dahn JR. Exercise and well-being: a review of mental and physical health benefits associated with physical activity. Curr Opin Psychiatry 2005; 18(2):189-93. PubMedPMID: 16639173.
14. Arida RM, Cavalheiro EA, Scorza FA. Atividade física 1 x 0 Transtornos mentais. Rev Bras Psiquiatr 2007; 29(1):94-5. DOI: 10.1590/S1516-44462007000100031
15. Schuch FB, Vancampfort D, Firth J et al. Physical activity and incident depression: a meta-analysis of prospective cohort studies. Am J Psychiatry 2018; 175(7):631-48. DOI: 10.1176/appi.ajp.2018.17111194
16. Kirby S. The positive effect of exercise as a therapy for clinical depression. Nurs Times 2005; 101(13):28-9.
17. North TC, McCullagh P, Tran ZV. Effect of exercise on depression. Exerc Sport Sci Rev 1990; 18(1):379-416. DOI: 10.1249/00003677-199001000-00016
18. Beesley S, Mutrie N. Exercise is beneficial adjunctive treatment in depression [letter]. BMJ 1997; 315(7121):1542-3. DOI: 10.1136/bmj.315.7121.1542a
19. Burbach FR. The efficacy of physical activity interventions within mental health services: anxiety and depressive disorders. J Ment Health 1997; 6(6):543-66. DOI: 10.1080/09638239718428
20. Craft LL, Landers DM. The effect of exercise on clinical depression and depression resulting from mental illness: a meta-analysis. J Sport ExercPsychol 1998; 20(4):339-57. DOI: 10.1123/jsep.20.4.339
21. Faulkner G, Biddle S. Exercise and mental health: It's just not psychology! J Sports Sci 2001; 19(6):433-44. DOI:10.1080/026404101300149384
22. Dimeo F, Bauer M, Varahram I, Proest G, Halter U. Benefits from aerobic exercise in patients with major depression: a pilot study. Br J Sports Med 2001; 35(2):114-7. DOI: 10.1136/bjsm.35.2.114
23. Dunn AL, Trivedi MH, O'Neal HA. Physical activity dose-response effects on outcomes of depression and anxiety. Med Sci Sports Exerc, 2001; 33(6 Suppl):S587-97. DOI: 10.1097/00005768-200106001-00027

24. Farmer ME, Locke BZ, Mościcki EK, Dannenberg AL, Larson DB, Radloff LS. Physical activity and depressive symptoms: the NHANES I Epidemiologic Follow-up Study. Am J Epidemiol 1988; 128(6):1340-51. DOI: 10.1093/oxfordjournals.aje.a115087
25. Weyerer S. Physical inactivity and depression in the community. Evidence from the Upper Bavarian Field Study. Int J Sports Med 1992; 13(06):492-6. DOI: 10.1055/s-2007-1021304
26. Camacho TC, Roberts RE, Lazarus NB, Kaplan GA, Cohen RD. Physical activity and depression: evidence from the Alameda County Study. Am J Epidemiol 1991; 134(2):220-31. DOI: 10.1093/oxfordjournals.aje.a116074
27. Paffenbarger RS, Lee IM, Leung R. Physical activity and personal characteristics associated with depression and suicide in American college men. Acta Psychiatr Scand 1994; 89(s377):16-22. DOI: 10.1111/j.1600-0447.1994.tb05796.x
28. Galper DI, Trivedi MH, Barlow CE, Dunn AL, Kampert JB. Inverse association between physical inactivity and mental health in men and women. Med Sci Sport Exerc 2006; 38(1):173-8. DOI: 10.1249/01.mss.0000180883.32116.28
29. Goodwin RD. Association between physical activity and mental disorders among adults in the United States. Prev Med 2003; 36(6):698-703. DOI: 10.1016/s0091-7435(03)00042-2
30. ten Hope MI. Physical activity, motivation, and depression in college students [undergraduate honors thesis]. Redlands (CA): University of Redlands; 2015 [acesso em 10 de agosto de 2019]. Disponível em: http://inspire.redlands.edu/cas_honors/88
31. Strawbridge WJ, Deleger S, Roberts RE, Kaplan GA. Physical activity reduces the risk of subsequent depression for older adults. Am J Epidemiol 2002; 156(4):328-34.DOI: 10.1093/aje/kwf047
32. Taliaferro LA, Rienzo BA, Pigg RM, Miller MD, Dodd VJ. Associations between physical activity and reduced rates of hopelessness, depression, and suicidal behavior among college students. J Am Coll Health 2009; 57(4):427-36. DOI: 10.3200/JACH.57.4.427-436
33. Åberg MAI, Waern M, Nyberg J et al. Cardiovascular fitness in males at age 18 and risk of serious depression in adulthood: Swedish prospective population-based study. Br J Psychiatry 2012; 201(5):352-9. DOI: 10.1192/bjp.bp.111.103416
34. Suija K, Timonen M, Suviola M, Jokelainen J, Järvelin MR, Tammelin T. The association between physical fitness and depressive symptoms among young adults: results of the Northern Finland 1966 birth cohort study. BMC Public Health 2013; 13(1):535. DOI: 10.1186/1471-2458-13-535
35. Blumenthal JA, Babyak MA, Moore KA et al. Effects of exercise training on older patients with major depression. Arch Intern Med 1999; 159(19):2349-56. DOI: 10.1001/archinte.159.19.2349
36. Gavric Z, Markovic B, Cukafic A. Correlation between levels of physical activity and the occurrence of depression among patients in family medicine clinics. Eur J Gen Med 2012; 9(2):75-80. DOI: 10.29333/ejgm/82468
37. Frederick T, Frerichs RR, Clark VA. Personal health habits and symptoms of depression at the community level. Prev Med 1988; 17(2):173-82. DOI: 10.1016/0091-7435(88)90061-8

38. Lampinen P, Heikkinen RL, Ruoppila I. Changes in intensity of physical exercise as predictors of depressive symptoms among older adults: an eight-year follow-up. Prev Med 2000; 30(5):371-80. DOI: 10.1006/pmed.2000.0641
39. Sjösten N, Kivelä SL. The effects of physical exercise on depressive symptoms among the aged: a systematic review. Int J Geriatr Psychiatry 2006; 21(5):410-8. DOI: 10.1002/gps.1494
40. Tsang HWH, Chan EP, Cheung WM. Effects of mindful and non-mindful exercises on people with depression: a systematic review. Br J Clin Psychol 2008; 47(3):303-22. DOI: 10.1348/014466508X279260
41. Morres ID, Hatzigeorgiadis A, Stathi A et al. Aerobic exercise for adult patients with major depressive disorder in mental health services: a systematic review and meta-analysis. Depress Anxiety 2019; 36(1):39-53. DOI: 10.1002/da.22842
42. Krogh J, Videbech P, Thomsen C, Gluud C, Nordentoft M. DEMO-II Trial. Aerobic exercise versus stretching exercise in patients with major depression – a randomised clinical trial. Earnest CP(ed.) PLoS One, 2012; 7(10):e48316. DOI: 10.1371/journal.pone.0048316
43. Tasci G, Baykara S, Gurok MG, Atmaca M. Effect of exercise on therapeutic response in depression treatment. Psychiatry Clin Psychopharmacol 2019; 29(2):137-43. DOI: 10.1080/24750573.2018.1426159
44. Mesquita RM, LotufoNeto F, ValladaFilho HP et al. Respostas de diferentes programas de exercício físico na intervenção terapêutica complementar da depressão. Revista Brasileira de Ciência e Movimento 2005; 13(4Supl):S274.
45. Demarzo M, Garcia-Campayo J. Mindfulness aplicado à saúde (Mindfulness for health). In: Augusto DK, Umpierre RN (eds.) PROMEF – Programa de Atualização em Medicina de Família e Comunidade (SBMFC). Porto Alegre: Artmed Panamericana, 2017 [acesso 05 de agosto de 2019]:125-64. Disponível em: https://www.researchgate.net/publication/317225586_Mindfulness_Aplicado_a_Saude_Mindfulness_for_Health
46. Brown SW, Welsh MC, Labbé EE, Vitulli WF, Kulkarni P. Aerobic exercise in the psychological treatment of adolescents. Percept Mot Skills 1992; 74(2):555-60. DOI: 10.2466/pms.1992.74.2.555
47. McCann IL, Holmes DS. Influence of aerobic exercise on depression. J Pers Soc Psychol 1984; 46(5):1142-7. DOI: 10.1037/0022-3514.46.5.1142
48. Martinsen EW, Medhus A, Sandvik L. Effects of aerobic exercise on depression: a controlled study. BMJ 1985; 291(6488):109-109. DOI: 10.1136/bmj.291.6488.109
49. Singh NA, Clements KM, Fiatarone MA. A randomized controlled trial of the effect of exercise on sleep. Sleep 1997; 20(2):95-101. DOI: 10.1093/sleep/20.2.95
50. Martinsen EW. Physical activity and depression: clinical experience. Acta Psychiatr Scand Suppl 1994; 89(S377):23-7. DOI: 10.1111/j.1600-0447.1994.tb05797.x
51. Williams JM, Getty D. Effect of levels of exercise on psychological mood states, physical fitness, and plasma beta-endorphin. Percept Mot Skills 1986; 63(3):1099-105. DOI: 10.2466/pms.1986.63.3.1099

52. Doyne EJ, Ossip-Klein DJ, Bowman ED, Osborn KM, McDougall-Wilson IB, Neimeyer RA. Running versus weight lifting in the treatment of depression. J Consult Clin Psychol 1987; 55(5):748-54. DOI: 10.1037/0022-006X.55.5.748
53. Martinsen EW, Hoffart A, Solberg Ø. Comparing aerobic with nonaerobic forms of exercise in the treatment of clinical depression: A randomized trial. Compr Psychiatry 1989; 30(4):324-31. DOI: 10.1016/0010-440x(89)90057-6
54. Veale D, Le Fevre K, Pantelis C, de Souza V, Mann A, Sargeant A. Aerobic exercise in the adjunctive treatment of depression: a randomized controlled trial. J R Soc Med 1992; 85(9):541-4. PubMed PMID: 1433121; PubMed Central PMCID: PMC1293641.
55. Stein PN, Motta RW. Effects of aerobic and nonaerobic exercise on depression and self-concept. Percept Mot Skills 1992; 74(1):79-89. DOI: 10.2466/pms.1992.74.1.79
56. Pollock KM. Exercise in treating depression: broadening the psychotherapist's role. J Clin Psychol 2001; 57(11):1289-300. DOI: 10.1002/jclp.1097
57. Netz Y, Lidor R. Mood alterations in mindful versus aerobic exercise modes. J Psychol 2003; 137(5):405-19. DOI: 10.1080/00223980309600624
58. Atlantis E, Chow CM, Kirby A, Singh MF. An effective exercise-based intervention for improving mental health and quality of life measures: a randomized controlled trial. Prev Med 2004; 39(2):424-34. DOI: 10.1016/j.ypmed.2004.02.007
59. Babyak M, Blumenthal JA, Herman S et al. Exercise treatment for major depression: maintenance of therapeutic benefit at 10 months. Psychosom Med 2000; 62(5):633-8. DOI: 10.1097/00006842-200009000-00006
60. Sellami M, Gasmi M, Denham J et al. Effects of acute and chronic exercise on immunological parameters in the elderly aged: can physical activity counteract the effects of aging? Front Immunol 2018; 9:2187. DOI: 10.3389/fimmu.2018.02187
61. Mesquita RM, Serra S, Lotufo Neto F. Depression, physical activity and analysis of non-verbal communication: primary research of patients major depressive symptoms. MedSci Sport Exerc 2002; 34(5):S28.
62. Engelmann A. Os estados subjetivos: uma tentativa de classificação de seus relatos verbais. São Paulo: Ática, 1978.
63. Mesquita RM. Comunicação não-verbal: atuação profissional e percepção da psicodinâmica do movimento expressivo [tese de doutorado]. São Paulo: Instituto de Psicologia, Universidade de São Paulo; 1997.
64. McGowan RW, Pierce EF, Jordan D. Mood alterations with a single bout of physical activity. Percept Mot Skills 1991; 72(3pt 2):1203-9. DOI: 10.2466/pms.1991.72.3c.1203
65. Fonseca PG, Peixoto C, Divitiis F, Fonseca SSC, Mesquita RM. A influência da atividade física nos estados de humor de pacientes depressivas graves após uma única sessão. In: Anais do 4º Congresso de Iniciação Científica; 3º Simpósio de Pós-Graduação; 12-13 nov1997; São Paulo, Brasil. São Paulo: Escola de Educação Física e Esporte da Universidade de São Paulo; 1997: 109.

66. Trafaniuc L, Fonseca PG, Divitiis F, Mesquita RM. A intervenção da atividade física nos estados de humor relacionados aos critérios diagnósticos do quadro depressivo. In: Anais do 5º Congresso de Iniciação Científica; 4º Simpósio de Pós-Graduação; 11-12 nov 1998; São Paulo, Brasil. São Paulo: Escola de Educação Física e Esporte da Universidade de São Paulo; 1998: 44-5.
67. Fonseca PGP, Trafaniuc L, Tavares H, Mesquita RM, Lotufo Neto F. Alterações nos estados de humor em pacientes com episódio depressivo grave após uma única sessão de atividade física. J Bras Psiquiatr 2000; 49(6):203-6.
68. Mutrie N. The relationship between physical activity and clinically defined depression. In: Biddle SJH, Fox KR, Boutcher SH (eds.) Physical activity and psychological well-being. London: Routledge, 2000: 46-62.
69. Gauvin L, Spence JC. Physical activity and psychological well-being: knowledge base, current issues, and caveats. Nutr Rev 1996; 54(4pt 2):S53-65. DOI: 10.1111/j.1753-4887.1996.tb03899.x
70. Kaiser RC. Saúde mental. In: Frontera WF, Dawson DM, Slovick DM. Exercício físico e reabilitação. Porto Alegre: Artmed, 2001: 311-30.
71. Robergs RA, Roberts SO. Princípios fundamentais de fisiologia do exercício para aptidão, desempenho e saúde. São Paulo: Phorte, 2002.
72. Martinsen EW. Benefits of exercise for the treatment of depression. Sport Med 1990; 9(6):380-9. DOI: 10.2165/00007256-199009060-00006
73. Weyerer S, Kupfer B. Physical exercise and psychological health. Sport Med 1994; 17(2):108-16. DOI: 10.2165/00007256-199417020-00003
74. Callaghan P, Khalil E, Morres I, Carter T. Pragmatic randomised controlled trial of preferred intensity exercise in women living with depression. BMC Public Health, 2011; 11(1):465. doi: 10.1186/1471-2458-11-465
75. Schuch FB, Vasconcelos-Moreno MP, Borowsky C, Fleck MP. Exercise and severe depression: preliminary results of an add-on study. J Affect Disord 2011; 133(3):615–618.
76. Ladwig M, Hartman M, Ekkekakis P. Affect-based exercise prescription: an idea whose time has come? ACSM's Health & Fitness Journal 2017; 21(5):10-15. DOI: 10.1249/FIT.0000000000000332
77. Belvederi MM, Ekkekakis P, Magagnoli M et al. Physical exercise in major depression: reducing the mortality gap while improving clinical outcomes. Front Psychiatry. Published online 10 Jan 2019 DOI:10.3389/fpsyt.2018.00762
78. Sampaio AR, Farinatti PTV, Oliveira RB. Relação dose-resposta entre nível de atividade física e desfechos em saúde. Revista HUPE 2013; 12(4):111-23. DOI: 10.12957/rhupe.2013.8718
79. Rajeev Singh, Anish Pattisapu, Michael S Emery. Physical Activity Guidelines: Current State, Impact and Future Directions, Trends in Cardiovascular Medicine 2019. DOI: 10.1016/j.tcm.2019.10.002
80. Dunn AL, Trivedi MH, Kampert JB, Clark CG, Chambliss HO. The DOSE study: a clinical trial to examine efficacy and dose response of exercise as treatment for depression. Control Clin Trials 2002; 23(5):584-603. DOI: 10.1016/s0197-2456(02)00226-x

81. Dunn AL, Trivedi MH, Kampert JB, Clark CG, Chambliss HO. Exercise treatment for depression: efficacy and dose response. Am J Prev Med 2005; 28(1):1-8. DOI: 10.1016/j.amepre.2004.09.003
82. Machado S. Exercise is medicine: is there a dose-response for major depression? J Psychiatry 2018; 21(1):e112.DOI: 10.4172/2378-5756.1000e112
83. Eyre HA, Sanderson K, Baune BT. The role of physical activity in the treatment and prevention of depression mediated by immune modulatory effects. J Yoga Phys Ther 2014; 04(03):165. DOI:10.4172/2157-7595.1000165
84. Ransdorf CP. A role for amines in the antidepressant effect of exercise: a review. Med Sci Sports Exerc 1982; 14:1-10.DOI: 10.1249/00005768-198201000-00001
85. Leite CRM, Rosa SSRF (orgs.) Novas tecnologias aplicadas à saúde: integração de áreas transformando a sociedade. Mossoró: EDUERN, 2017.
86. RozenthalM,LaksJ,Engelhardt E. Aspectos neuropsicológicos da depressão: artigo de revisão. R Psiquiatr 2004; 26(2):204-12.
87. Kandola A, Ashdown-Franks G, Hendrikse J, Sabiston CM, Stubbs B. Physical activity and depression: Towards understanding the antidepressant mechanisms of physical activity. Neurosci Biobehav Rev 2019; 107:525-39.DOI:10.1016/j.neubiorev.2019.09.040
88. Heinzel S, Rapp MA, Fydrich T et al. Neurobiological mechanisms of exercise and psychotherapy in depression: The SPeED study-Rationale, design, and methodological issues. Clin Trial 2018; 15(1):53-64. DOI: 10.1177/1740774517729161
89. Gujral S, Aizenstein H, Reynolds CF 3rd, Butters MA, Erickson KI. Exercise effects on depression: Possible neural mechanisms. Gen Hosp Psychiatry 2017; 49:2-10. DOI:10.1016/j.genhosppsych.2017.04.012
90. Batista JI, Oliveira A. Efeitos psicofisiológicos do exercício físico em pacientes com transtornos de ansiedade e depressão. Revista Corpoconsciência 2015; 19(3):1-10.
91. Campos MC. O exercício físico e sua relação com o fator neurotrófico derivado do cérebro (BDNF) e a plasticidade sináptica: uma revisão bibliográfica [monografia de bacharelado]. Porto Alegre (RS): Instituto de Ciências Básicas da Saúde, Universidade Federal do Rio Grande do Sul, 2014.
92. Mura G, Moro MF, Patten SB, Carta MG. Exercise as an add-on strategy for the treatment of major depressive disorder: a systematic review. CNS Spectr 2014; 19(6):496-508. DOI:10.1017/1092852913000953
93. Silverman MN, Deuster PA. Biological mechanisms underlying the role of physical fitness in health and resilience. Interface Focus 2014; 4(5):20140040. DOI: 10.1098/rsfs.2014.0040
94. Wegner M, Helmich I, Machado S, Nardi AE, Arias-Carrion O, Budde H. Effects of exercise on anxiety and depression disorders: review of meta-analyses and neurobiological mechanisms. CNS Neurol Disord – Drug Targets 2014; 13(6):1002-4. DOI: 10.2174/1871527313666140612102841
95. Portugal EMM, Cevada T, Monteiro-Junior RS et al. Neuroscience of exercise: from neurobiology mechanisms to mental health. Neuropsychobiology 2013; 68(1):1-14. DOI:10.1159/000350946

96. Eriksson S, Gard G. Physical exercise and depression. Phys Ther Rev 2011; 16(4): 261-8. DOI: 10.1179/1743288X11Y.0000000026
97. Knaepen K, Goekint M, Heyman EM, Meeusen R. Neuroplasticity–exercise-induced response of peripheral brain-derived neurotrophic factor: a systematic review of experimental studies in human subjects. Sports Med 2010; 40(9):765-801. DOI: 10.2165/11534530-000000000-00000
98. Sartori CR. Efeito antidepressivo e cognitivo da atividade física associado a alterações pós-traducionais do Fator Neurotrófico Derivado do Cérebro (BDNF) [tese de doutorado]. Campinas (SP): Instituto de Biologia, Universidade Estadual de Campinas; 2010 [acesso em 17 de agosto de 2018]. Disponível em: http://www.repositorio.unicamp.br/handle/REPOSIP/314726
99. Ströhle A. Physical activity, exercise, depression and anxiety disorders. J Neural Transm 2009; 116(6):777-84.DOI: 10.1007/s00702-008-0092-x
100. Rethorst CD, Wipfli BM, Landers DM. The antidepressive effects of exercise a meta-analysis of randomized trials. Sports Med 2009; 39(6):491-511. DOI: 10.2165/00007256-200939060-00004
101. Phillips W, Kiernan M, King AC. The effects of physical activity on physical and psychological health. In: Baum A, Revenson TA, Singer JE (eds). Handbook of health psychology. New York: Psychology Press, 2001: 627-57. DOI: 10.4324/9781410600073
102. Fiquer JT, Moreno RA, Brunoni AR, Barros VB, Fernandes F, Gorenstein C. What is the non verbal communication of depression? Assessing expressive differences between depressive patients and healthy volunteers during clinical interviews. J Affect Disord 2018; 238:636-44. DOI: 10.1016/j.jad.2018.05.071
103. Ellgring H. Non-verbal Communication in Depression (European Monographs in Social Psychology). Cambridge: Cambridge University Press, 2008.
104. Mesquita RM, Lomônaco JFB. Atuação profissional e percepção da psicodinâmica. Boletim de Psicologia 2001; 51(114):65-80.
105. Mesquita RM. Comunicação não-verbal, relevância na atuação profissional. Revista Paulista de Educação Física 1998; 11(2):155-163.
106. Roeder MA. Atividade física, saúde mental e qualidade de vida. Rio de Janeiro: Shape, 2003.

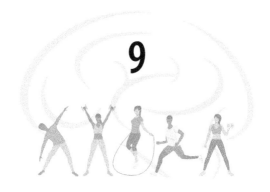

Prescrição do Treinamento Aeróbio na Depressão

Rosa Maria Mesquita • Ricardo Saraceni Gomides • Luiz Augusto Riani Costa
Natan Daniel da Silva Junior • Cláudia Lúcia de Moraes Forjaz

■ INTRODUÇÃO

Desde o início das pesquisas, foi publicado um volume considerável de trabalhos que abordam o tema *atividade física e depressão* ou *exercício físico e depressão*[1]. Nos últimos 30 anos foram colecionadas várias evidências científicas que demonstram que a prática regular de exercícios físicos contribui para a prevenção da depressão e também para o alívio e a remissão de seus sintomas tanto em indivíduos saudáveis como naqueles diagnosticados com o transtorno depressivo[2-6].

Nos estudos sobre essa temática, entretanto, as expressões *atividade física* e *exercício físico* foram ora utilizadas como sinônimos, ora como termos distintos, embora tenham especificidades e dimensões conceituais diferentes. Entretanto, retomar esses diferentes significados é importante para a melhor compreensão de sua utilização como intervenção complementar para o tratamento da depressão.

Atividade física representa qualquer movimento corporal produzido pela contração da musculatura esquelética e que aumenta substancialmente o gasto energético[7]. Esses movimentos incluem as atividades básicas da vida diária (ABVD), as atividades instrumentais da vida diária

(AIVD) e as atividades avançadas da vida diária (AAVD). As ABVD estão relacionadas com o autocuidado, como se banhar, se vestir ou se alimentar. As AIVD são ações mais complexas no que diz respeito às exigências neuropsicológicas e estão sujeitas à influência de outros fatores (sociais, motivacionais e contextuais), estando relacionadas com a manutenção da vida independente e sendo representadas por atividades como usar o telefone, fazer compras, preparar refeições, fazer faxina, lavar roupa, usar meios de transporte, tomar medicações e gerenciar finanças, entre outras. Por último, as AAVD envolvem tarefas relacionadas com o desempenho de funções sociais, como atividades sociais, atividades de lazer, atividades comunitárias, atividades religiosas e trabalho[8,9].

Dentre as AAVD estão incluídas as atividades físicas ocupacionais (*Occupational Physical Activity* – OPA) e as atividades físicas de lazer, também denominadas atividades no tempo livre (*Leisure-Time Physical Activity* – LTPA). As primeiras se referem às ações realizadas no trabalho e associadas às diferentes ocupações profissionais, estando relacionadas com o desempenho cognitivo[8,9]. As segundas são atividades desempenhadas no tempo livre ou de lazer e se relacionam com os interesses e/ou necessidades das pessoas, incluindo os exercícios físicos[7].

Desse modo, o exercício físico é uma subcategoria das LTPA e se caracteriza por uma ação muscular que, além de elevar o gasto energético, conta com organização, estruturação e repetição de movimentos corporais, sendo planejado para atingir objetivos específicos, como a promoção e manutenção da saúde e/ou qualidade de vida ou o desempenho esportivo, ou ainda outros[7,10]. Assim, de maneira resumida, a atividade física representa qualquer movimento corporal que eleve o gasto energético, ao passo que o exercício físico é um tipo de atividade física no qual há intenção, objetivo, planejamento e organização da prática.

A execução tanto de atividades físicas ocupacionais como de locomoção ou de lazer sem planejamento e sem a intenção de obter benefícios contribui para a prevenção e a redução dos sintomas da depressão e de outras doenças não transmissíveis[1,3,4,6]. No entanto, como este capítulo é dedicado à prescrição da atividade física, o que implica intenção, objetivo e planejamento, será discutida a prescrição de exercícios físicos.

■ EXERCÍCIOS FÍSICOS NA SAÚDE/QUALIDADE DE VIDA

Considerando como objetivo a melhora da saúde e da qualidade de vida, a prescrição de exercícios físicos na depressão, assim como em qualquer outro quadro clínico e mesmo para indivíduos saudáveis, deve levar em conta a saúde como um todo. Nesse sentido, a combinação de diferentes tipos de exercícios físicos é necessária, uma vez que eles promovem efeitos fisiológicos distintos, cada um deles contribuindo com uma parte importante da saúde global[6,11,12]. Por isso, um programa de exercícios para a saúde/qualidade de vida deve incluir exercícios aeróbios, de força e de flexibilidade.

Os exercícios aeróbios são definidos como atividades que se utilizam predominantemente da via aeróbia (uso de oxigênio) para a produção da energia necessária à manutenção do movimento durante sua realização. Para que promova os benefícios esperados de um treinamento aeróbio (denominação dada à prática regular de exercícios), é necessário que o exercício inclua a execução de contrações musculares dinâmicas e cíclicas (que se repetem ao longo do tempo), realizadas por grandes grupos musculares, em intensidade leve a moderada e com longa duração[6,13].

Para suprir o aumento do gasto energético e a necessidade de oxigênio para a realização desse exercício, ocorrem ajustes na função cardiorrespiratória, destacando-se aumentos da frequência cardíaca (FC) e da frequência respiratória proporcionais à intensidade do esforço. Assim, a prática regular do treinamento aeróbio resulta, principalmente, na melhora da função do sistema cardiorrespiratório e no aumento da aptidão aeróbia, ou seja, aumento da potência e resistência aeróbias[10,13]. Por meio dessas adaptações o treinamento aeróbio contribui de modo expressivo para a prevenção e o controle dos fatores de risco e das doenças cardiovasculares[6].

Os exercícios de força, também chamados de exercícios resistidos (expressão muito utilizada na área da saúde), levantamento de pesos ou musculação, caracterizam-se pela contração muscular de determinado segmento corporal contra uma resistência que se opõe ao movimento[6,13,14]. Quando essa contração é acompanhada de movimento articular, o exercício é denominado dinâmico ou isotônico, ao passo que, quando não há movimento articular, o exercício é denominado isométrico ou estático[6,13,14].

O treinamento de força melhora a estrutura e a função do sistema musculoesquelético, elevando a densidade mineral óssea e aumentando a força, a resistência e a potência muscular[13]. Desse modo, o treinamento auxilia a prevenção e o tratamento das doenças ósseas, como osteopenia e osteoporose, bem como das doenças associadas a perdas musculares, como atrofias e caquexia, além de minimizar os sintomas das doenças articulares, como as osteoartrites[6].

Os exercícios de flexibilidade, denominados exercícios de alongamento, são caracterizados pela adoção de posturas que estendem os músculos e tendões, aumentando a extensibilidade musculotendínea e do tecido conjuntivo periarticular[6,15]. Esses exercícios aumentam a flexibilidade, a capacidade física que possibilita executar voluntariamente um movimento articular de amplitude angular superior à original dentro de limites morfológicos e sem risco de lesão[6,15]. Assim, os exercícios de alongamento aumentam a amplitude de movimento articular, sendo especialmente importantes em situações associadas à redução da mobilidade articular, como no envelhecimento e nas doenças articulares, como a osteoartrite e as dores na coluna vertebral (lombalgias e cervicalgias)[6].

■ EXERCÍCIOS AERÓBIOS NA DEPRESSÃO

Quando se considera a depressão, os exercícios mais estudados, dentre todos, são os aeróbios, ou seja, os efeitos do treinamento aeróbio[2,4,5,16]. A principal capacidade motora associada ao treinamento aeróbio é a potência aeróbia, caracterizada pela capacidade máxima do organismo de produzir energia pela via aeróbia (ou seja, com a utilização de oxigênio), o que pode ser estimado pelo consumo máximo de oxigênio (VO_2máx), normalmente expresso em mL O_2.kg^{-1}.min^{-1}, ou seja, os mililitros de oxigênio que cada quilograma de massa corporal é capaz de consumir em cada minuto para a produção de energia[6,13].

Quando se pensa em saúde, um nível ótimo de potência aeróbia se associa a uma chance menor de levar ao desenvolvimento de várias doenças cardiometabólicas, como hipertensão arterial, diabetes melito, obesidade, dislipidemia e doenças cardíacas[6,11,12]. Além disso, em indivíduos já portadores dessas doenças, um VO_2máx mais elevado está associado ao melhor controle da doença[6]. Assim, a maior potência aeróbia está associada à menor morbimortalidade cardiovascular[6]. Quanto aos aspectos mais diretamente relacionados com a depressão, uma maior potência aeróbia também se associa a um nível melhor de humor, disposição e autoconfiança, além de promover outros benefícios biopsicológicos[1,5,16,17].

Dentre as diferentes maneiras de avaliar a potência aeróbia, o método mais preciso é a medida direta do VO_2máx pela ergoespirometria (teste ergoespirométrico ou teste cardiopulmonar de esforço). Esse teste consiste na execução do exercício com aumento progressivo de intensidade até o esforço máximo, ou seja, até a fadiga. Durante o teste, o consumo de oxigênio é medido diretamente pela análise dos gases inspirados e expirados, por meio de equipamentos específicos, e o VO_2máx é considerado quando o consumo de oxigênio não aumenta apesar do aumento da intensidade (platô de VO_2). Quando esse platô não é alcançado, é considerado então o maior consumo de oxigênio atingido, o denominado consumo pico de oxigênio (VO_2pico)[13]. Como os testes ergoespirométricos têm custo elevado, é possível estimar o VO_2máx a partir de testes ergométricos máximos (sem a medida dos gases expirados) ou ainda com testes submáximos, desde que se utilizem fórmulas e protocolos específicos[6].

Em uma pesquisa com indivíduos depressivos no Laboratório de Hemodinâmica da Atividade Motora da Escola de Educação Física e Esporte da Universidade de São Paulo (LAHAM-EEFEUSP), testes ergoespirométricos foram realizados em 47 indivíduos, sendo verificado que o VO_2pico médio da amostra foi de 22,2mL O_2.kg^{-1}.min^{-1}, com uma variação entre os indivíduos de 14,4 a 31,3mL O_2.kg^{-1}.min^{-1}. Esses valores são expressivamente menores que os esperados para indivíduos saudáveis da mesma faixa etária[18]. Assim, em vista da importância da manutenção de uma boa potência aeróbia para a saúde, os resultados da pesquisa demonstram o valor da melhora da aptidão aeróbia em indivíduos depressivos.

O treinamento aeróbio é recomendado para aumentar a aptidão aeróbia[6,13]. Um importante princípio fisiológico do treinamento físico é o da especificidade, ou seja, os treinamentos promovem melhoras específicas das capacidades físicas que forem estimuladas no treinamento, de modo que, se a via aeróbia for estimulada durante o exercício, a potência aeróbia será melhorada[13]. De fato, na pesquisa citada, após a avaliação inicial, os indivíduos foram divididos em quatro grupos, e cada grupo se submeteu a um treinamento diferente: o grupo 1 fez um treinamento aeróbio (caminhada/corrida com intensidade moderada – entre os limiares ventilatórios); o grupo 2 fez um treinamento lúdico, envolvendo algumas atividades aeróbias, porém sem controle da intensidade e das variáveis de treinamento; o grupo 3 treinou apenas flexibilidade (exercícios de alongamento); e o grupo 4 foi um grupo-controle, realizando somente o tratamento farmacológico padrão. Apenas o grupo 1, que fez o treinamento aeróbio específico, apresentou aumento significativo da potência aeróbia (Figura 9.1)[18], confirmando o princípio da especificidade do treinamento e demonstrando a importância desse tipo de treinamento nos indivíduos com depressão que, como observado na pesquisa, podem apresentar potência aeróbia menor que a esperada para a idade.

Vale destacar que os indivíduos que se submeteram aos três programas de exercício (grupos 1, 2 e 3) apresentaram redução semelhante nos sintomas de depressão, sendo essa redução maior que a observada no grupo 4, que seguiu apenas o tratamento com medicamentos[18]. Assim, tanto os exercícios aeróbios como os não aeróbios promoveram efeitos antidepressivos similares, porém apenas o treinamento aeróbio se revelou capaz de aumentar a potência aeróbia. Diante da relevância

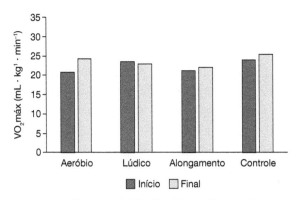

Figura 9.1 ■ Consumo máximo de oxigênio (VO$_2$máx) medido no início e ao final da pesquisa nos grupos: treinamento aeróbio, treinamento lúdico, treinamento de alongamento e controle (tratamento farmacológico apenas). Dados: média ± erro padrão. *Significativamente diferente do início (P<0,05).

dessa capacidade física para a saúde, ressalta-se ainda mais a importância da inclusão do treinamento aeróbio nos programas de exercícios para depressivos.

■ EMBASAMENTO FISIOLÓGICO PARA A PRESCRIÇÃO DO EXERCÍCIO AERÓBIO

Outro princípio relacionado com o treinamento físico é o da sobrecarga, segundo o qual, para que o treinamento promova adaptações, é necessário que o organismo seja sobrecarregado acima dos níveis aos quais já esteja adaptado[6,13]. No entanto, essa sobrecarga deve ser dosada de modo a promover a resposta desejada, ou seja, é importante conhecer a relação dose-resposta do treinamento recomendado para cada objetivo. A dose (sobrecarga) estimulada pelo treinamento aeróbio é descrita por suas características de volume (frequência e duração) e intensidade[6,11,12].

No treinamento aeróbio, a frequência é definida pelo número de sessões de exercício em um período de tempo (normalmente, sessões por semana) e a duração pelo tempo total de exercício acumulado em uma sessão de treinamento (normalmente, minutos por sessão). A multiplicação da frequência pela duração torna possível o cálculo do volume semanal de treinamento (normalmente, minutos por semana)[6,13]. As adaptações derivadas do treinamento aeróbio são proporcionais ao volume empregado, sendo obtidos maiores benefícios com treinamentos de maior volume. Contudo, um volume excessivo pode provocar lesões musculoesqueléticas, de modo que é imprescindível a dosagem adequada[6,11-13].

A intensidade do treinamento aeróbio pode ser determinada de forma absoluta pelo custo metabólico do exercício (consumo de oxigênio necessário para executar o exercício, número de unidades metabólicas necessárias [METs], carga de trabalho, velocidade etc.) ou, em termos relativos, considerando o percentual da intensidade máxima no qual o exercício é realizado (porcentagem da FC máxima, porcentagem do VO_2pico) ou ainda pela sensação de sobrecarga (percepção subjetiva de esforço [PSE])[6,11-13].

Considerando a intensidade absoluta do exercício aeróbio, em indivíduos de meia-idade os exercícios com gasto metabólico igual ou superior a 8,8 METs são considerados próximos do máximo ou máximos; entre 8,7 e 6 METs são considerados vigorosos; entre 5,9 e 3 METs, moderados; entre 2,9 e 2,0 METs são leves; e abaixo de 2,0 METs, muito leves, correspondendo ao comportamento sedentário[11]. Cabe lembrar que 1 MET equivale à taxa metabólica basal, ou seja, 3,5mL $O_2 \cdot kg^{-1} \cdot min^{-1}$ [11,13].

Apesar de a classificação de intensidade de exercício pelo gasto energético absoluto em METs ser usada na área da saúde[6,11], ela causa incoerências importantes no dia a dia da prescrição do exercício, principalmente para indivíduos com doenças crônicas que podem ter potências aeróbias máximas (VO_2máx) muito distintas, fazendo com que um exercício que promove o mesmo gasto energético absoluto possa representar intensidades relativas muito diferentes para diferentes indivíduos.

Por exemplo, se dois indivíduos da pesquisa caminharem em uma esteira rolante à velocidade de 4,8km/h com uma inclinação de 1%, ambos gastarão 12,9mL $O_2 \cdot kg^{-1} \cdot min^{-1}$ (gasto necessário para a execução dessa tarefa), ou seja, esse exercício promoverá um gasto metabólico de 3,7 METs, sendo considerado na classificação apresentada como de intensidade moderada. Entretanto, como visto anteriormente, o VO_2máx na amostra variou consideravelmente entre os indivíduos, de modo que esse gasto energético para o indivíduo com menor aptidão aeróbia (14,4mL $O_2 \cdot kg^{-1} \cdot min^{-1}$) representaria quase 90% de sua capacidade máxima, enquanto que para o indivíduo com maior potência aeróbia (31,3mL $O_2 \cdot kg^{-1} \cdot min^{-1}$) representaria apenas 41% (menos da metade) de sua capacidade máxima. Assim, a caracterização da intensidade do exercício em termos absolutos não é um bom parâmetro para a prescrição do treinamento aeróbio por não considerar o princípio da individualidade, ou seja, cada indivíduo possui características distintas e responde de maneira diferente ao treinamento[6,13].

Desse modo, um bom parâmetro para a definição da intensidade do exercício para a prescrição de treinamento é a sobrecarga relativa produzida pelo exercício, ou seja, o percentual do máximo que se atinge quando o exercício está sendo realizado. Essa porcentagem pode ser calculada com base no percentual do VO_2máx, sendo considerados muito leves aqueles exercícios cujo gasto energético está abaixo de 37% do VO_2máx; leves quando entre 37% e 40%; moderados entre 46% e 63%; vigorosos entre 67% e 90% e próximos do máximo ou máximos os acima de 90% do VO_2máx[11].

Na prática clínica, no entanto, o uso do consumo de oxigênio para controle da intensidade é de difícil aplicação. Como alternativa, a FC surge como uma variável muito útil, pois é fácil de ser medida, aumenta progressivamente com o aumento da intensidade e se estabiliza quando a intensidade do exercício é mantida. Dessa maneira, exercícios aeróbios nos quais a FC se mantém abaixo de 57% da FC máxima (FCmáx) são considerados muito leves; entre 57% e 63%, leves; entre 64% e 76%, moderados; entre 77% e 95%, vigorosos; e quando acima de 95% da FCmáx os exercícios são considerados próximos do máximo ou máximos[11].

A FCmáx para esse cálculo pode ser medida em um teste ergométrico ou ergoespirométrico máximo ou estimada pela idade, utilizando fórmulas como FCmáx = 220 – idade, que é a mais usada[6,11]. No entanto, essas fórmulas apresentam erros expressivos em idosos e não podem ser adotadas em caso de indivíduos que usam medicamentos que afetam o aumento da FC durante o exercício, como os betabloqueadores e os inibidores de canais de cálcio não di-hidropiridínicos[6], nos quais se recomenda a execução de testes máximos com a medida da FCmáx real para a prescrição do exercício. Além disso, foi verificado na pesquisa que muitas vezes os indivíduos com depressão apresentaram valores de FCmáx maiores que os estimados para a idade, sugerindo que nessa população seria interessante, na medida do possível, realizar a medida da FCmax real mediante a execução de um teste máximo antes da prescrição do treinamento aeróbio.

Para finalizar, embora seja adequada e muito utilizada, a prescrição da intensidade do treinamento pela porcentagem da FCmáx exibe uma limitação importante por não considerar a FC de repouso (FCrep)[6]. Esse pode ser um aspecto especialmente importante na depressão, pois alguns medicamentos antidepressivos podem modificar a FC de repouso[19]. Desse modo, uma maneira alternativa e ainda mais individualizada de estabelecer a intensidade do treinamento consiste em utilizar uma porcentagem da FC de reserva (FCres), que nada mais é que a reserva que o coração possui para aumentar os batimentos cardíacos, ou seja, a diferença entre a FC máxima e a de repouso (FCres = FCmáx – FCrep)[6]. Por meio desse parâmetro são considerados exercícios muito leves aqueles em que a FC medida no período de equilíbrio do exercício (após, pelo menos, 3 minutos com manutenção de carga constante) está abaixo de 30% da FCres; leves entre 30% e 39%; moderados entre 40% e 59%;

vigorosos entre 60% e 89%, e próximos ao máximo ou máximos os acima de 89% da FCres[11].

Todos os parâmetros expostos anteriormente são objetivos e avaliados externamente, porém a intensidade relativa do exercício também pode ser obtida com base na percepção subjetiva do esforço (PSE) por meio de escalas em que o indivíduo relata como está se sentindo durante o exercício, o que normalmente varia de um exercício muito leve ao exercício muito exaustivo[6]. Na escala de Borg de 20 pontos, considera-se muito leve o exercício com PSE menor que 9; leve entre 9 e 11; moderado entre 12 e 13; vigoroso entre 14 e 17, e próximo do máximo ou máximo com PSE acima de 17[11]. Apesar da efetividade dessas escalas em algumas populações, sua utilização na depressão para controle da intensidade precisa ser encarada com cautela em vista da falta de motivação muitas vezes associada ao quadro depressivo[20], de modo que ela pode ser utilizada como indicativo da sensação e da progressão de treinamento, mas não para garantir a intensidade fisiológica imposta pelo exercício.

■ PRESCRIÇÃO DO EXERCÍCIO AERÓBIO NA DEPRESSÃO

O quadro de depressão *per se* não impõe nenhum risco fisiológico durante a execução da atividade física ou do exercício físico, de modo que a prescrição de atividades e exercícios para essa população não difere da recomendação para indivíduos saudáveis.

Nesse sentido, a recomendação populacional de prática regular de atividades físicas para promoção e manutenção da saúde também deve ser apresentada para os indivíduos com depressão. Essa recomendação estabelece que todo indivíduo adulto deve realizar pelo menos 30 minutos de atividade física de intensidade moderada, no mínimo 5 dias por semana, somando pelo menos 150 minutos de atividade física por semana ou, alternativamente, pode realizar pelo menos 20 minutos de atividade física vigorosa no mínimo 3 dias por semana[6,11].

Esse volume de atividade física pode ser conseguido com atividades ocupacionais, de locomoção ou de lazer, incluindo os exercícios físicos. Embora essa recomendação seja válida e realmente implique benefícios à saúde, a falta de motivação inerente ao quadro depressivo pode dificultar a adesão a esse tipo de prática, de modo que a prescrição de exercícios individualizados, supervisionados e, se possível, feitos em grupo pode resultar em maiores adesão e benefícios nesses casos.

Assim, considerando a prescrição do treinamento aeróbio estruturado para melhorar e manter a saúde/qualidade de vida na depressão, a prescrição indicada é a mesma recomendada para os indivíduos saudáveis, ou seja, a realização de exercícios aeróbios com 20 a 60 minutos de duração, de 3 a 5 dias por semana, mantendo a intensidade entre 50% e 70% da FCres para iniciantes e entre 60% e 80% para condicionados, o que deve ser calculado pela fórmula de Karvonen, como mostra a Figura 9.2.

Embora a prescrição de treinamento aeróbio para os casos de depressão se assemelhe à indicada para os indivíduos saudáveis, podem ser destacadas algumas peculiaridades. Diferentes modalidades de exercícios aeróbios (caminhada, corrida, bicicleta, natação, hidroginástica, dança etc.) podem ser utilizadas para a obtenção dos benefícios específicos desse tipo de treinamento e, como alguns estudos relatam a importância

---

Como calcular a frequência cardíaca de treinamento aeróbio (FC treino):

$$FC\ treino = (FCmax - FCrep) \times \% + FCrep$$

Onde:
FCmax = maior frequência cardíaca atingida em um teste máximo ou frequência cardíaca máxima calculada por fórmulas como FCmax = 220 − idade.
FCrep = frequência cardíaca medida após 5 min de repouso sentado em condições adequadas.
% = porcentagem de frequência cardíaca de reserva (FCres) desejada para o treino. Recomendam-se um limite inferior e um superior, sendo, respectivamente, de 50% e 70% para iniciantes e de 60% e 80% para condicionados.

Exemplo:
Indivíduo sedentário com depressão. FCmax obtida em um teste = 176 bpm e FCrep = 76 bpm.
Limites desejados: 50% a 70% da FCres.

$$FC\ treino_{\text{limite inferior}} = (176 - 76) \times 0{,}5 + 76 = 126\ bpm$$
$$FC\ treino_{\text{limite superior}} = (176 - 76) \times 0{,}7 + 76 = 146\ bpm$$

- Durante o exercício aeróbio, manter a FC entre 126 e 146 bpm. Se a FC estiver abaixo do limite inferior, aumentar a intensidade; se estiver acima do limite superior, diminuir a intensidade.
- Progressão: manter, nos primeiros meses de treinamento, a FC próxima ao limite inferior e, à medida que for se condicionando, aumentar para o limite superior. Após estar condicionado, refazer o teste máximo e aumentar as porcentagens para 60% e 80%.

Figura 9.2 ■ Fórmula e ser utilizada e exemplo de prescrição da intensidade do treinamento aeróbio para indivíduos com depressão.

da modificação das atividades nos quadros depressivos[3], sugere-se a alternância de modalidades entre as sessões de treinamento ou mesmo dentro da mesma sessão.

Além disso, nos quadros de depressão pode ser inicialmente difícil executar períodos contínuos de 20 ou 30 minutos de exercícios, os quais podem ser realizados de maneira fracionada com várias séries de menor duração até a duração total desejada (por exemplo, uma sessão de 30 minutos pode ser dividida em três séries de 10 minutos ou duas de 15 minutos) intercaladas por outro tipo de atividade, como alongamentos, exercícios de força ou atividades recreativas, buscando a duração mínima de 10 minutos em cada atividade para garantir benefícios adaptativos relacionados com o exercício.

Para completar, algumas diretrizes dão dicas para facilitar o treinamento de indivíduos com depressão, como:

- A escolha de exercícios com os quais o indivíduo tenha afinidade (a sensação de capacidade de realização ajuda a motivar).
- O estabelecimento de metas acessíveis (a sensação de fracasso pode reduzir a motivação).
- O incentivo à prática e o reforço dos progressos (o desenvolvimento da percepção de aprendizado motiva).
- A redefinição de estratégias quando ocorrer algum problema.
- Privilegiar atividades em grupo.

Finalmente, o mais importante: os indivíduos com depressão devem ser acolhidos, nunca anulando a legitimidade de seus sentimentos com frases como "deixa a tristeza para lá", "isso é bobagem", "a vida é bela", "deixa de falta de vontade", "só depende de você" etc.

■ PRESCRIÇÃO DOS OUTROS TIPOS DE TREINAMENTO NA DEPRESSÃO

Como ressaltado previamente, este capítulo trata com mais detalhes da prescrição dos exercícios aeróbios, os quais foram os mais estudados nos casos de depressão. Entretanto, a complementação do treinamento aeróbio por outros tipos de treinamento é essencial para a obtenção e manutenção da saúde como um todo, o que foi demonstrado por diferentes pesquisadores e confirmado na pesquisa citada[18], uma vez que os treinamentos não aeróbios também auxiliaram a redução dos sintomas depressivos. Desse modo, assim como nos indivíduos saudáveis, também naqueles com depressão o treinamento aeróbio deve ser complementado com o treinamento de força e de flexibilidade.

O treinamento de força deve ser realizado de duas a três vezes por semana e incluir exercícios para os principais grupos musculares, para os quais devem ser executadas de uma a três séries. O treinamento deve visar ao aumento de força, resistência e potência musculares, utilizando intensidades entre 50% e 80% de 1 repetição máxima (RM) e entre oito e 20 repetições, a depender do objetivo específico (força, potência ou resistência) de cada sessão ou período de treinamento[6,11].

Também realizado de duas a três vezes por semana, o treinamento de flexibilidade deve incluir exercícios de alongamento para os principais grupos musculares inicialmente com a técnica passiva. Cada exercício deve ser repetido de duas a quatro vezes, e em cada um deles deve ser mantida a posição de alongamento máximo permitido (sentir pequeno desconforto, sem dor) por 10 a 30 segundos[6,11].

■ CONSIDERAÇÕES FINAIS

Como ressaltado em capítulos anteriores, o treinamento físico promove benefícios expressivos nos sintomas de depressão. Especificamente neste capítulo foi demonstrada a importância da inclusão do treinamento aeróbio nos programas de exercício para os indivíduos com depressão, não apenas visando à melhora dos sintomas da doença, mas aumentando a potência aeróbia, que se encontra reduzida nesses indivíduos, e ajudando a melhorar o sistema cardiorrespiratório, evitando problemas cardiovasculares. A prescrição para essa população não difere da recomendada para os indivíduos saudáveis, mas algumas dicas podem facilitar sua implementação e aprimorar a atuação do profissional nessa população.

Referências

1. Morgan W. Physical activity, fitness and depression. In: Bouchard CSR, Stephens T ed. Physical activity, fitness and health: international proceedings and consensus statement. Champaign: Human Kinetics, 1994: 851-67.

2. Mura GSF, Machado S, Carta MG. Efficacy of exercise on depression: A systematic review. International Journal of Psychosocial Rehabilitation 2014; 18(2):23-36.
3. Carek PJ, Laibstain SE, Carek SM. Exercise for the treatment of depression and anxiety. Int J Psychiatry Med 2011; 41(1):15-28.
4. Wegner M, Helmich I, Machado S, Nardi AE, Arias-Carrion O, Budde H. Effects of exercise on anxiety and depression disorders: review of meta-analyses and neurobiological mechanisms. CNS Neurol Disord Drug Targets 2014; 13(6):1002-14.
5. Lawlor DA, Hopker SW. The effectiveness of exercise as an intervention in the management of depression: systematic review and meta-regression analysis of randomised controlled trials. BMJ. 2001; 322(7289):763-7.
6. ACSM. Diretrizes do ACSM para os testes de esforço e sua prescrição. 10. ed. Rio de Janeiro: Guanabara Koogan, 2018.
7. Caspersen CJ, Powell KE, Christenson GM. Physical activity, exercise, and physical fitness: definitions and distinctions for health-related research. Public Health Rep 1985; 100(2):126-31.
8. Del Duca GF, Silva MCd, Hallal PC. Incapacidade funcional para atividades básicas e instrumentais da vida diária em idosos. Revista de Saúde Pública 2009; 43:796-805.
9. Dias EN, da Silva JV, Pais-Ribeiro JL, Martins T. Validation of the advanced activities of daily living scale. Geriatr Nurs 2019; 40(1):7-12.
10. Howley ET. Type of activity: resistance, aerobic and leisure versus occupational physical activity. Med Sci Sports Exerc 2001; 33(6 Suppl):S364-369; discussion S419-320.
11. Garber CE, Blissmer B, Deschenes MR et al. American College of Sports Medicine position stand. Quantity and quality of exercise for developing and maintaining cardiorespiratory, musculoskeletal, and neuromotor fitness in apparently healthy adults: guidance for prescribing exercise. Med Sci Sports Exerc 2011; 43(7):1334-59.
12. Chodzko-Zajko WJ, Proctor DN, Fiatarone Singh MA et al. American College of Sports Medicine position stand. Exercise and physical activity for older adults. Med Sci Sports Exerc 2009; 41(7): 1510-30.
13. McArdle WD, Katch FI, Katch VL. Fisiologia do exercício: energia, nutrição e desempenho humano. 8. ed. Rio de Janeiro: Guanabara Koogan, 2017.
14. Sousa J, Fecchio R, Queiroz A et al. Sistema cardiovascular e exercícios resistidos. In: Negrao C, Barreto A, Rondon M, eds. Cardiologia do exercício: do atleta ao cardiopata. 4. ed. Barueri: Manole, 2019.
15. Di Alencar TAM, Matias KFdS. Princípios fisiológicos do aquecimento e alongamento muscular na atividade esportiva. Revista Brasileira de Medicina do Esporte 2010; 16:230-4.
16. Dimeo F, Bauer M, Varahram I, Proest G, Halter U. Benefits from aerobic exercise in patients with major depression: a pilot study. Br J Sports Med 2001; 35(2):114-7.
17. Doyne EJ, Ossip-Klein DJ, Bowman ED, Osborn KM, McDougall-Wilson IB, Neimeyer RA. Running versus weight lifting in the treatment of depression. J Consult Clin Psychol 1987; 55(5):748-54.

18. Mesquita R, Lotufo Neto F, Vallada H et al. Resposta de diferentes programas de exercício físico na intervenção terapêutica complementar da depressão. Revista Brasileira de Ciência e Movimento 2005; 13(4):274-274.
19. Carvalho AF, Sharma MS, Brunoni AR, Vieta E, Fava GA. The safety, tolerability and risks associated with the use of newer generation antidepressant drugs: A critical review of the literature. Psychother Psychosom 2016; 85(5):270-88.
20. Rahim T, Rashid R. Comparison of depression symptoms between primary depression and secondary-to-schizophrenia depression. Int J Psychiatry Clin Pract 2017; 21(4):314-7.

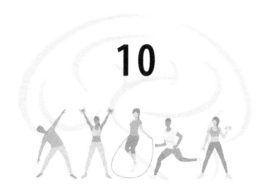

10

Prescrição do Exercício Físico como Terapêutica para Depressão: Diretrizes

Rosa Maria Mesquita

■ INTRODUÇÃO

A prescrição de exercícios físicos para adultos deprimidos é recomendada com entusiasmo tanto pela Associação Psiquiátrica Americana (APA)[1,2] como pelo National Institute for Health and Care Excellence (NICE)[3], responsável por produzir orientações para a promoção da saúde e a prevenção e tratamento de doenças na Inglaterra e no País de Gales.

Para os pacientes com depressão leve, a prática de exercícios físicos é recomendada como uma primeira intervenção pela APA[1] desde que não haja contraindicação médica. Os exercícios podem ser associados a outros tratamentos, como psicoterapia e/ou tratamento medicamentoso em particular, quando os sintomas não melhoram após algumas semanas com essa primeira intervenção[1,2].

O NICE[3] apresenta em suas diretrizes recomendações para um programa estruturado de atividade física para o tratamento de adultos com depressão leve ou moderada.

Como a prática de exercícios físicos costuma ser indicada aos pacientes pelos profissionais da saúde mental[4], alguns autores[2,5,6] apontam a necessidade de que esses profissionais obtenham conhecimentos relacionados com os diferentes aspectos dos exercícios físicos, como tipos, intensidades e duração das sessões. Além disso, devem receber informações sobre a prescrição individualizada de exercícios físicos, sempre de acordo com as necessidades e as possibilidades de cada paciente.

Cabe ressaltar que a prática de exercícios físicos, além de seus efeitos antidepressivos[1,2], é amplamente reconhecida por seus benefícios para a saúde e a prevenção de diversas doenças, bem como para propiciar uma melhor qualidade de vida[1,2].

■ PRESCRIÇÃO DE EXERCÍCIO FÍSICO PARA PACIENTES DEPRIMIDOS

A prescrição de exercícios físicos como terapia para o tratamento da depressão tem por finalidade ser uma intervenção cujo desfecho em saúde tenha como resultado um efeito antidepressivo[7].

A prescrição requer a combinação dos diversos componentes da dose do exercício para que a resposta/efeito antidepressivo possam ser obtidos com segurança ao longo do tempo. Os três componentes que integram a dose do exercício são o volume, a intensidade e o tempo de exposição (semanas, meses ou anos)[8,9].

O volume diz respeito à quantidade da dose e está associado à frequência semanal e à duração da sessão. Também pode ser associado, por exemplo, aos números de séries (treinos intervalados), de exercícios (treinos circuitados) e números de exercícios ou repetições (treinamento resistido)[10].

A intensidade se refere à qualidade da dose e está associada à percepção subjetiva de esforço, ou seja, a sensação do esforço físico necessário para manter a realização do exercício (leve, moderada e alta), mas pode ser aferida objetivamente mediante o monitoramento, por exemplo, de algumas variáveis fisiológicas, como a frequência cardíaca (FC), o lactato sanguíneo, a ventilação pulmonar ou o gasto calórico por minuto[11].

Assim, para a prescrição de exercícios físicos devem ser considerados e determinados o tipo de exercício e a respectiva dose (intensidade, frequência, duração do exercício e duração da sessão)[12], bem como o tempo de exposição (semanas, meses ou anos). A interação desses parâmetros intervém na resposta e no desfecho em saúde[7]. Quanto maior o período de intervenção terapêutica com exercícios físicos, maior o tempo pelo qual os pacientes poderão usufruir de seus efeitos antidepressivos e de outros benefícios em diferentes domínios (cognitivo, físico-motor e afetivo-social) que contribuem para sua autonomia funcional e melhor qualidade de vida.

Os benefícios relacionados com as melhoras das capacidades *físicas*, como capacidade aeróbia, força e resistência muscular, bem como flexibilidade, contribuem para reduzir os declínios funcionais.

Dentre os princípios associados a essa melhora estão o da especificidade e o da sobrecarga, que estabelecem que o treinamento promove melhoras específicas das capacidades que forem estimuladas, e para que as adaptações fisiológicas ocorram é necessário que o organismo seja sobrecarregado acima dos níveis aos quais já está adaptado[13,14].

As melhoras obtidas no domínio físico-motor podem contribuir também para o aumento da autoestima, do autoconceito e da autoeficácia, entre outros[17] aspectos psicossociais.

As recomendações e diretrizes gerais que devem ser seguidas tanto na prescrição como na organização, elaboração e execução de programas de exercícios físicos, individualizados ou em grupos, para adultos de todas as idades, inclusive para aqueles que apresentam doenças *somáticas* ou deficiências crônicas, estão contempladas em diversas publicações, como as do American College of Sports Medicine (ACMS)[16].

A prescrição deve fazer parte de um programa de exercícios, considerando aspectos individuais, como sexo, idade, aptidão física (resistência aeróbia e anaeróbia, força e flexibilidade, entre outras) e outras habilidades motoras (por exemplo, agilidade, coordenação e equilíbrio)[16], bem como aspectos psicossociais[5,16].

Para os pacientes deprimidos, a prescrição de exercícios físicos deve ser ainda adequada aos sintomas depressivos e ao grau de severidade da depressão, à fase do tratamento e ao uso de medicamentos, além de considerar a presença de outras condições ou doenças associadas (comorbidades) e seus tratamentos.

Para tanto, avaliações iniciais são essenciais para que a prescrição possa ser formulada de acordo com as características e necessidades de cada pessoa. Avaliações sistemáticas devem ser realizadas no decorrer do programa de exercícios para verificar o progresso gradual individual e para que sejam feitos os ajustes necessários[16,18,19].

A avaliação do progresso gradual[19] ajuda a maximizar os sentimentos de sucesso e a minimizar os de falha, o que contribui para a continuidade da prática, especialmente dos pacientes deprimidos[20].

O programa de exercícios físicos deve ser monitorado e avaliado de maneira sistemática e individualizada, mesmo quando realizado em grupo, de modo que os benefícios para a saúde e para a qualidade de vida possam ser obtidos com riscos menores[5,16,18,19]. Os objetivos pessoais e as preferências individuais quanto ao tipo de atividade e aos horários para a prática devem ser priorizados de modo a otimizar a adesão à prática regular dos exercícios físicos[5,13,16,18,19].

A prescrição e as intervenções relacionadas com a coordenação, o planejamento e a execução de programas de exercícios físicos são atribuições e competências do profissional de Educação Física, segundo o Conselho Federal de Educação Física (CONFEF)[18,19]. Outros profissionais, como fisioterapeutas, considerando sua formação acadêmica, também podem prescrever e executar programas de exercícios[21].

O profissional de Educação Física é reconhecido atualmente como um profissional da saúde cuja formação possibilita que ele atue em contextos hospitalares na prevenção, promoção, recuperação, reabilitação, tratamento e cuidados paliativos da saúde física e mental, na área específica ou de forma multiprofissional e/ou interdisciplinar[22].

■ ESPECIFICIDADES DA PRESCRIÇÃO DE EXERCÍCIOS AOS PACIENTES DEPRESSIVOS

Paciente

Severidade da depressão e sintomatologia

A severidade da depressão (leve, moderada ou grave)[23,24] deve ser sempre avaliada clinicamente, mas pode ser aferida por escalas, dentre as quais a escala de Hamilton para a depressão é uma das mais utilizadas em pesquisas. Essa escala é composta por 17 itens com pontuação de 0 a 50 pontos: um resultado de até 7 pontos é considerado normal, ou seja, o indivíduo não tem depressão; de 8 a 14 pontos, apresenta depressão leve; de 15 a 18, depressão moderada; e acima de 18, depressão grave[25].

De acordo com a APA[1], o exercício físico, com intervenção complementar em um plano de tratamento para o transtorno depressivo maior, é indicado para os pacientes com depressão de qualquer gravidade, desde que não apresentem contraindicação médica à prática do exercício.

Entretanto, a severidade e a intensidade dos sintomas depressivos devem ser consideradas na prescrição, tendo em vista os comprometimentos observados nos diversos domínios (cognitivo, motor e psicossocial)[23].

A intensidade dos sintomas depressivos, como sentimentos de inferioridade, dificuldade para tomar decisões, diminuição da concentração, anedonia, agitação ou ansiedade, fadiga ou perda de energia[23], por exemplo, pode acarretar dificuldades tanto na compreensão como na execução dos exercícios e reduzir o interesse ou o prazer em realizar as atividades, prejudicando tanto a motivação como a adesão à prática dos exercícios.

A depressão leve pode não ser incapacitante, mas há sofrimento; a moderada compromete parcialmente domínios cognitivo, motor e psicossocial, e a grave é incapacitante; a psicomotricidade como um todo pode estar reduzida, e podem ocorrer ideias suicidas[23,24].

Para os pacientes com sintomas leves a moderados, os exercícios físicos podem ser indicados em monoterapia inicialmente e, caso os sintomas persistam, outras estratégias terapêuticas poderão ser associadas[1,2]. Para aqueles com quadros depressivos severos, o regime de exercícios deve ser mais específico e adequado às restrições associadas aos sintomas e às suas condições físico-motoras, porque eles podem se encontrar muito debilitados fisicamente.

Contudo, o regime ideal de exercícios físicos para o paciente é aquele que pode contemplar suas preferências e que o motive a aderir a essa prática[1].

Comorbidades clínicas e alterações fisiopatológicas

A presença de doenças clínicas associadas à depressão, como doenças cardiovasculares, endocrinológicas e oncológicas, além de síndromes dolorosas crônicas, como a fibromialgia[21], e seus tratamentos também devem ser considerados para a prescrição de exercícios.

Os pacientes deprimidos podem apresentar ainda desregulação dos sistemas homeostático, imunológico e nervoso autônomo e do eixo hipotálamo-hipófise-adrenocortical (HPA), bem como desequilíbrios metabólicos que podem aumentar a ocorrência de doenças clínicas ou piorar o quadro de doenças anteriores à depressão[21].

Medicamentos

O conhecimento sobre os efeitos colaterais das medicações possibilita a adoção de um conjunto de medidas que promova maior segurança tanto na prescrição como no monitoramento da prática do exercício[20].

Efeitos colaterais das medicações, como sedação, diplopia, elevação ou diminuição da pressão arterial[26], boca seca, insônia, tremores, sonolência, enjoos, sudorese excessiva e visão turva[27], podem causar desconfortos físicos que dificultam a execução do exercício e consequentemente desmotivar a prática.

O controle da intensidade do exercício por meio de monitores cardíacos ou escalas subjetivas de esforço é uma medida que pode aumentar a segurança durante a prática de exercícios, principalmente para os pacientes em uso de medicações que podem reduzir ou aumentar a frequência cardíaca em resposta ao exercício.

Fases do tratamento

A prescrição de exercícios físicos pode ser indicada em qualquer fase do tratamento (aguda, de manutenção e continuação)[28]. Na fase aguda, pode ser indicada como monoterapia para os pacientes com depressão leve ou moderada e associada a outras estratégias terapêuticas para aqueles com sintomas mais graves[1]. A prescrição de um regime de exercícios individualizado é mais eficaz do que uma intervenção com recomendações de práticas de atividades físicas genéricas[29]. Nas fases de manutenção e de continuação do tratamento, assim como após a retirada da medicação ou a interrupção de outras abordagens terapêuticas[28], recomenda-se a continuidade da prática de exercícios.

Dose do exercício

Os conhecimentos produzidos em reconhecidas publicações científicas, bem como as recomendações apontadas em diretrizes de organizações internacionais (APA[1] e NICE[3]) quanto ao tipo e à intensidade dos exercícios, à frequência (número de sessões por semana), à duração da sessão e à duração da intervenção[2], serão considerados a seguir.

No entanto, são necessários ainda mais estudos para a determinação da dosagem ideal de exercícios físicos para os pacientes deprimidos[2].

Tipos de exercícios

Dentre os exercícios mais estudados estão os aeróbios, como caminhada livre, caminhada em esteira, *bike* estacionária ou cicloergômetros[30]. A dança[31] e a hidroginástica[32], atividades aeróbias utilizadas em algumas pesquisas, também promoveram efeitos antidepressivos.

Outros tipos de exercícios, como alongamento, relaxamento, musculação (exercícios resistidos)[33-44] e exercícios de *mindfulness* (que exigem a atenção plena para o momento)[45], também tiveram impactos positivos na redução dos sintomas depressivos. Crescem as evidências da eficácia antidepressiva da combinação de exercício e meditação[20], como o tai chi e a yoga. Assim, evidências científicas comprovam que a prática de exercícios aeróbios e não aeróbios, como treinamento de resistência e exercícios de *mindfulness*, tem impacto positivo na redução dos sintomas depressivos[34-36,40-45]. Entretanto, em alguns estudos a eficácia se revelou maior com os exercícios aeróbios realizados em grupo com a supervisão de um instrutor[21].

Os diferentes tipos de exercício podem ser prescritos em regime único, ou seja, apenas uma modalidade (por exemplo, caminhada), ou regimes mistos (por exemplo, treinamento cardiovascular e de pesos, yoga e natação), que possivelmente oferecem mais benefícios do que a caminhada isoladamente[46].

Exercícios aeróbios (especificamente em longo prazo, como caminhada, corrida etc.), exercícios de força muscular (pesos em máquinas, bem como exercícios funcionais com sustentação do peso corporal), de flexibilidade (exercícios de alongamento dos principais grupos musculares e das regiões específicas de restrição articular) e exercícios de equilíbrio, como ficar em pé de olhos fechados em posturas progressivamente mais difíceis (por meio da redução da base de apoio), podem fazer parte, em regime único ou misto, de um protocolo semanal de exercícios para pessoas com transtorno depressivo maior[47].

Para os exercícios de equilíbrio não existem recomendações específicas, os quais são importantes e efetivos na redução de quedas[47] porque propiciam treinamento proprioceptivo, além do equilíbrio estático e dinâmico (agilidade). Intervenções variadas, ou seja, atividades diferentes em cada uma das sessões semanais de exercícios, também podem ser utilizadas, mas o pequeno número de estudos limita a força desse argumento e exige pesquisas que comparem os resultados[48]. Exercícios prévios de aquecimento e posteriores de relaxamento e mesmo alongamentos, na volta à calma, são também preconizados[49].

As pessoas com sintomas leves a moderados apresentam condições de aptidão física e neuromotora menos restritas do que os pacientes com depressão severa. Nesses casos, é recomendado um programa de exercícios físicos de acordo com os objetivos pessoais e as preferências do indivíduo[1,5].

Para as pessoas com depressão moderada (com sintomas mais graves) e com quadros depressivos severos é recomendável um regime de exercícios cíclicos e com menos componentes na estrutura da tarefa motora, como caminhar, correr e pedalar, que se adaptem às acentuadas restrições cognitivas e físico-motoras presentes.

Exercícios de alongamento e jogos que possibilitem trabalhar as capacidades (por exemplo, aeróbia e de equilíbrio dinâmico) e habilidades motoras (como locomoção e manipulação), associados a uma estratégia de aplicação lúdico-recreativa, prazerosa e divertida[50,51], também são recomendados. Esses exercícios podem melhorar a resistência aeróbia e a muscular localizada, bem como a homeostase funcional, e promovem efeitos antidepressivos e benefícios psicológicos que contribuem para a reabilitação do paciente.

Atividades prazerosas (divertidas e envolventes), sem competição interpessoal, com atmosfera de grupo agradável, na medida do possível respeitando as preferências individuais e com procedimentos de segurança corretos e adequados, poderão promover, além dos efeitos antidepressivos, uma melhora na qualidade de vida.

No Quadro 10.1 é apresentado um resumo dos diferentes tipos de exercícios.

Quadro 10.1 Tipos de exercícios e atividades relacionadas	
Exercícios	**Atividades relacionadas**
Atividades aeróbias	Envolvem grandes grupos musculares e são executadas de maneira rítmica e contínua, como caminhar, correr, nadar, andar de bicicleta, usar uma máquina elíptica, hidroginástica, dança de salão, *spinning* e diversas outras atividades combinadas e que podem ser associadas a esse tipo de trabalho aeróbio ou de *endurance*, como pular corda e subir escadas, entre outras
Atividades de força e resistência muscular localizada	Envolvem grupos musculares específicos de membros superiores e inferiores e são executadas de maneira rítmica e contínua; na execução dessas atividades podem ser utilizados equipamentos como halteres, barras, anilhas, pesos, aparelhos que utilizam pesos e que são específicos para determinados grupos musculares ou mesmo aparelhos que utilizam o próprio peso do corpo. As atividades relacionadas com esse tipo de exercício são, por exemplo, a musculação, o treinamento funcional e mesmo a yoga e o Pilates
Exercícios de alongamento	Envolvem músculos e articulações e têm por objetivo evitar o encurtamento muscular e a diminuição da flexibilidade; podem ser utilizados também como um regime de exercícios; utilizam o próprio corpo e elementos de apoio, como cordas, bastões e bolas, entre outros. A yoga e o Pilates também trabalham com os alongamentos
Exercícios de relaxamento e atenção plena – *mindfulness*	Envolvem a respiração e propiciam o relaxamento dos músculos por meio de alongamentos suaves; envolvem exercícios que podem ter movimentos suaves, cíclicos e fluidos, nos quais se pode tomar consciência do momento presente, focalizar a atenção nos próprios pensamentos, emoções, sensações corporais, respiração e inclusive no ambiente (sons, cores, temperatura etc.). Esse tipo de atividade possibilita o desenvolvimento do autocontrole e, por meio das técnicas de respiração, pode reduzir a ansiedade e o estresse

Intensidade dos exercícios

A intensidade ideal do exercício para o tratamento da depressão não está bem estabelecida, sendo recomendadas diferentes intensidades nas mais variadas publicações. Dentre os diferentes parâmetros norteadores de intensidade, a FC, a percepção individual (escala de Borg) e o uso de equações preditivas de intensidade são os mais utilizados para prescrever e supervisionar a intensidade do esforço[52].

Exercícios de intensidade baixa (alongamento) e alta (exercícios aeróbios) promovem a redução dos sintomas; entretanto, foi constatada maior redução dos sintomas nos exercícios executados com alta intensidade[53]. Contudo, segundo alguns pesquisadores[29,54], atividades de intensidade moderada, como a caminhada, podem ser mais benéficas do que regimes de exercícios com altas intensidades, em virtude dos diversos fatores de risco. Assim, tanto os exercícios realizados em intensidade baixa (por exemplo, yoga ou similar) como os realizados em intensidade moderada ou vigorosa (treinamento aeróbio) são eficazes no tratamento da depressão e podem ser pelo menos tão eficazes quanto o tratamento médico habitual[55].

Em pacientes com depressão leve e moderada foi verificada a redução dos sintomas após exercícios de intensidades baixa e moderada[38,56]; no entanto, essa redução foi mais limitada em pacientes com depressão severa[28,57-59]. Nas diretrizes do NICE[3], recomenda-se que os exercícios sejam realizados a uma baixa intensidade.

Embora o nível de intensidade (baixa, moderada e alta) seja tema da prescrição de exercícios como terapêutica antidepressiva, alguns estudos têm destacado que a intensidade preferida pelo paciente se mostrou mais eficaz do que a prescrita[60,61]. Prescrever uma intensidade mesmo que ligeiramente superior à que o indivíduo tenha selecionado pode reduzir o prazer em realizar o exercício[62].

Para os indivíduos deprimidos, exercícios com a intensidade preferida podem ser vivenciados como mais agradáveis e estimulantes e, assim, favorecem uma resposta mais positiva a esse tratamento[21]. Entretanto, é recomendável monitorar as respostas ao exercício, uma vez que as pessoas em geral tendem a subestimar ou superestimar sua capacidade para realizar exercícios físicos[62].

Assim, ainda não existe um consenso quanto à intensidade ideal para a prescrição de exercícios físicos para os pacientes deprimidos. A intensidade pode ser adequada de acordo com as condições e necessidades de cada pessoa e pode respeitar também as preferências individuais.

Frequência e duração da sessão

Quanto à frequência das sessões, entre três e cinco por semana costumam ser as recomendações mais indicadas em diferentes publicações.

Belvederi e cols.[21] constataram que grande parte dos pesquisadores recomenda três sessões semanais. Pereira e cols. também apontam que os exercícios físicos devem ser realizados pelo menos três vezes por semana[63], recomendação contemplada da mesma maneira nas diretrizes do NICE[3].

Dunn e cols.[58,59] sugerem intervenções com a frequência de 3 ou 5 dias, Ströhle[29] recomenda três a quatro sessões de exercícios por semana, e Lamego e Machado[47] preconizam 3 a 5 dias semanais para os exercícios aeróbios, 2 a 5 dias para os resistidos e 2 a 3 dias para os de flexibilidade.

Com relação à duração da sessão de exercícios, Ströhle[29] recomenda pelo menos 20 a 30 minutos e no máximo 60 minutos, enquanto Pereira e cols.[63] aconselham pelo menos 30 minutos de prática. Nas recomendações do NICE[3], cada sessão deve ter a duração de 45 minutos a 1 hora.

Entretanto, para Lamego e Machado[47] a duração é mais específica. No que diz respeito aos exercícios aeróbios, os autores recomendam de 20 a 60 minutos; já para os resistidos, aconselham de uma a três séries de 12 a 15 repetições máximas (RM) para os pacientes não condicionados e de 8 a 12 RM para os demais. Quanto à flexibilidade, são recomendadas de duas a quatro séries por exercício durante 15 a 30 segundos.

Duração da intervenção

Impactos mais duradouros para a redução dos sintomas de depressão foram observados em programas de exercício de maior duração (acima de 4 semanas)[21]. É sugerida duração igual[63] ou superior a 12 semanas[21,54] ou, de acordo com o NICE[3], de 10 a 14 semanas (média de 12 semanas).

Quanto maior o período da intervenção terapêutica com exercícios físicos, maior o tempo pelo qual os pacientes poderão usufruir dos benefícios antidepressivos e daqueles relacionados com autonomia funcional e a promoção da saúde. Os benefícios positivos serão mais significativos e ampliados caso a prática de exercícios físicos seja continuada e adotada como estilo de vida.

A síntese das recomendações quanto a tipo, intensidade, frequência e duração da sessão e da intervenção é apresentada no Quadro 10.2.

Assim, na prescrição de exercícios físicos é fundamental considerar para cada paciente aspectos gerais (sexo, idade etc.) e específicos (severidade, tratamento etc.), bem como determinar cada um dos fatores relativos à dose (intensidade, frequência e duração do exercício e da sessão)[12], para que a interação desses parâmetros promova a resposta e o desfecho em saúde[7].

Associados a esses aspectos fundamentais da prescrição, alguns autores contemplam ainda outros, principalmente os referentes à organização e ao desenvolvimento de um programa estruturado de exercícios físicos em uma intervenção terapêutica para o tratamento da depressão em virtude de sua relevância para o êxito da prescrição.

Nesse sentido, serão abordados o contexto da prática[2] e a postura do profissional, bem como as estratégias para melhorar a adesão, fatores fundamentais tanto para a implementação da prescrição como para a segurança dos pacientes, principalmente os mais graves.

O contexto da prática

O contexto em que a prática de exercícios deve ser desenvolvida, como locais, ambientes, materiais e até mesmo os horários, é ainda mais relevante em uma intervenção para pacientes deprimidos.

Segundo Kucera[64], os diversos tipos de ambientes – *indoor*, *outdoor* e misto – podem influenciar a adesão do indivíduo ao exercício físico. Respostas afetivas mais marcantes e um discurso mais positivo, a partir da relação estabelecida entre o indivíduo e o ambiente, propiciam a percepção de sentimentos mais acentuados, cujos níveis de afetividade interferem na adesão e também podem influenciar a resposta antidepressiva[20].

Quadro 10.2 Síntese das recomendações quanto a tipo, intensidade, frequência e duração da sessão e da intervenção

Tipo de exercício	Aeróbios, de força e resistência muscular localizada, de alongamento, de relaxamento e de atenção plena – *mindfull* (tai chi, yoga, entre outros) – devem, sempre que possível, ser selecionados de acordo com as preferências do paciente Diferentes tipos de exercícios podem ser prescritos: em regime único – apenas uma modalidade (caminhada) –, em regimes mistos (treinamento cardiovascular e de pesos, yoga e natação) e intervenções variadas – exercícios diferentes em cada uma das sessões semanais Pacientes com depressão grave: regime combinado de exercícios por contemplar vários parâmetros de aptidão física e motora
Intensidade	Intensidade leve a moderada: as mais recomendadas Para exercícios aeróbios: exercitar entre 50% e 85% da FCmáx Exercícios de treinamento de resistência: exercitar a 80% de 1 RM*; devem ser variados para as partes superior e inferior do corpo e devem contar com pelo menos três séries de oito repetições *Obs.: a intensidade do exercício pode ser adequada à preferência do paciente, principalmente daqueles com depressão grave.*
Frequência	Diária ou três a cinco sessões/semana, dependendo do tipo e da intensidade do exercício (por exemplo, caminhada ou exercícios de atenção plena). Nível de condicionamento Duas a três sessões por semana para iniciantes, três a quatro para intermediários e quatro a cinco para avançados Pacientes com depressão severa: duas a três sessões por semana devido à gravidade da doença e por se encontrarem debilitados fisicamente *Obs.: um período sem a prática de exercícios, entre as sessões, é importante para que ocorram os processos associados à supercompensação*
Duração da sessão	Entre 30 e 60 minutos
Duração da intervenção	Quatro semanas: para melhora inicial dos sintomas Dez a 12 semanas de prática de exercício contínuo: para melhora significativa *Quanto maior o tempo de intervenção, maior o tempo dos efeitos antidepressivos com melhora mais significativa*

FCmáx: frequência cardíaca máxima.
*1 RM: um máximo de repetição; peso máximo que pode ser levantado em uma única repetição para determinado exercício. A intensidade do exercício para o treinamento de resistência é tipicamente quantificada em porcentagem de 1 RM, juntamente com o número de séries e repetições.

Os locais em que é realizada a intervenção com exercícios físicos estão diretamente relacionados com a severidade do quadro depressivo. Para os pacientes com depressão leve a moderada, os exercícios podem ser realizados em locais abertos ou fechados, como centros públicos municipais, estaduais ou federais, centros universitários de prática esportiva, academias e em clínicas de fisioterapia e Pilates[18]. Nos casos de depressão severa ou de pacientes com ideação suicida, as condições gerais das instalações devem ser observadas, com atenção especial à segurança do local[26].

Essas intervenções podem ser efetuadas em hospitais e centros especializados em saúde mental, em espaços fechados (sala, quadra, ginásio) amplos, bem arejados e iluminados, se possível, com luz natural. Espaços abertos, ao ar livre, também podem ser utilizados, desde que ofereçam condições de segurança para os pacientes em razão de condições ambientais, como galhos e pedras, e com espaços adequados para esse tipo de prática (por exemplo, uma quadra desportiva).

Os pacientes com sintomas graves devem ser acompanhados durante os deslocamentos e a sessão de exercícios, devendo ser mantida uma vigilância discreta, mas constante, para evitar fugas e para monitorar possíveis comportamentos que terminem em tentativas de suicídio[26]. Para tanto, durante as atividades e mesmo nos deslocamentos antes e depois da prática, é fundamental contar com uma equipe de apoio.

Assim, os ambientes poderão ser fechados, abertos ou mistos. Os ambientes fechados favorecem a previsibilidade; entretanto, deve ser considerada a luminosidade, pois a exposição à luz natural é importante para promover a regularidade dos ritmos biológicos[65,66], como o de sono[67].

Os ambientes abertos, apesar de favorecerem a luminosidade, estão mais sujeitos ao surgimento de estímulos que possam ser prejudiciais ao desenvolvimento das atividades, como condições climáticas e ruídos, entre outros. No entanto, as atividades ao ar livre podem propiciar sentimentos positivos, como felicidade, motivação, alívio do estresse e confiança, que promovem a melhora dos sintomas depressivos[68].

Diversos tipos de material podem ser utilizados na prática de exercícios, como colchões, pequenos aparelhos (por exemplo, bolas) e outros equipamentos, como esteira e cicloergômetro/bicicleta, todos sempre com boas condições de conservação e higiene.

Para os pacientes com depressão leve a moderada, todos os materiais e equipamentos podem ser utilizados na prática do regime de exercícios, ao passo que para aqueles gravemente deprimidos é preciso evitar materiais cujo manejo possa ocasionar lesões, como cordas e bastões, e que possam ser usados em tentativas de suicídio[26].

Nesse sentido, o apoio da equipe durante as atividades que contribua no monitoramento dos comportamentos e no manejo dos materiais utilizados é fundamental para a segurança dos pacientes em razão das fugas e tendências autodestrutivas[26].

Com relação aos horários oferecidos ou determinados para a prática, é importante que os pacientes com depressão de leve a moderada tenham à disposição diversos horários que possam ser escolhidos de acordo com as preferências individuais, com seu cronotipo[66] e sua disponibilidade: para os indivíduos matutinos, preferencialmente o período da manhã; para os vespertinos, à tarde ou à noite. Não é recomendada a execução de um regime de exercícios pelo menos 1 hora antes de dormir, para evitar insônia[26].

Postura profissional

Outro importante fator associado à prescrição do exercício físico diz respeito a como deve ser pautado o relacionamento profissional-cliente. Recomenda-se que o profissional de Educação Física seja empático e cordial, paciente, gentil, amável e compreensivo, além de demonstrar seriedade, segurança e disponibilidade para encorajar a adesão e estimular o envolvimento do paciente na prática dos exercícios[26].

Em virtude da sintomatologia da doença, as pessoas deprimidas apresentam comportamentos que o profissional deve compreender e respeitar, evitando comentários inadequados, como "alegre-se" ou "vamos ver seu sorriso", que podem fazer o praticante se sentir ainda mais culpado, comprometendo a relação profissional-cliente[26].

O profissional deve ainda determinar objetivos tangíveis em curto prazo e estabelecer metas em médio prazo, além de estimular a percepção positiva dos resultados e dos efeitos do exercício físico em aspectos relacionados com o senso de independência, autoeficácia, autocapacitação, autocontrole, autoestima e perspectiva de futuro[20,69].

Estratégias para melhorar a adesão

Estratégias que promovam a adesão e a permanência na intervenção com exercícios são necessárias, uma vez que os efeitos antidepressivos se mostram mais duradouros nos participantes que mantêm esse hábito ao longo do tempo[70].

Os exercícios físicos e os sintomas depressivos têm uma relação biredicional, ou seja, a presença de sintomas depressivos pode ser uma barreira para a prática de exercícios, mas, à medida que um indivíduo se torna mais ativo, os sintomas diminuem[71]. Iniciar e manter uma rotina de exercícios pode ser mais difícil para os pacientes com transtorno depressivo maior. As pessoas que se encontram deprimidas tendem a ficar mais sedentárias, menos aptas fisicamente, e podem apresentar condições motoras mais restritas[20,72].

Por conta dessa dificuldade inicial, uma estratégia eficaz para motivar os indivíduos deprimidos a se exercitarem consiste em incentivar a execução de pequenas quantidades integradas de atividade física autoiniciada. Por exemplo, andar até um local próximo em vez de ir de carro ou subir e descer escadas em vez de usar o elevador pode ser inicialmente mais fácil do que tentar integrar períodos maiores de exercício estruturado[73].

Mesmo que não sinta imediatamente os benefícios dos exercícios, o paciente deve ser incentivado a não desistir nem deixar de se exercitar, pois logo verá os resultados e se sentirá melhor, podendo se mostrar mais motivado para dar continuidade a essa prática.

A escolha de uma atividade e de sua intensidade pelos pacientes deprimidos é relevante para tornar prazerosa sua realização. Instruir os praticantes para que encontrem um ritmo que os faça "sentir-se bem" e executem a atividade com prazer[62] é um bom método de individualização do exercício.

Para tanto pode ser utilizada uma escala de classificação, a chamada Escala do Sentimento[62], na qual +5 é considerado "muito bom"; +3, "bom"; +1, razoavelmente bom"; –1, "bastante ruim"; –3, "ruim", e –5, "muito ruim". Assim, quando o paciente se sente bem e realiza as atividades com prazer, aumentam a adesão e a permanência no programa e os impactos positivos promovidos pelos exercícios físicos.

Intervenções que não oferecem flexibilidade quanto à estruturação e execução do programa de exercícios (intensidade muito vigorosa ou exercícios não compatíveis com as preferências dos pacientes) podem levar o praticante a desistir das atividades, sendo constatada, em alguns estudos, uma taxa de 30% de abandono[48,74]. Por outro lado, os pacientes deprimidos demonstram adesão satisfatória quando são consideradas as preferências individuais[5] com relação ao tipo, à frequência e à intensidade da atividade[48,74].

O estabelecimento de metas e um *feedback* individualizado também podem facilitar e melhorar a adesão[2]. Associar à prescrição mensagens de motivação impressas ou por computador parece ser mais eficaz do que o aconselhamento individual para a adesão e para manter os pacientes engajados no programa de intervenção com exercícios[29].

Alguns aspectos também podem comprometer a adesão ao regime de exercícios e levar à evasão, como a falta de tempo, de energia e motivação, as dificuldades de acesso ao local da prática e a ausência de rede de apoio familiar e social, principalmente quando o paciente necessita ser acompanhado por um familiar ou amigo[17,70].

Esses aspectos devem ser considerados e, se possível, deve ser viabilizado um conjunto de medidas que possam suplantar as dificuldades encontradas.

Blumenthal[70] lista recomendações que devem ser consideradas nas orientações aos pacientes:

- Investir em tênis adequados para os exercícios.
- Exercitar-se nos momentos mais convenientes, mas nunca com o estômago muito cheio ou vazio. Se possível, é melhor se exercitar durante o dia, de modo a contar também com os benefícios da luz solar, e o exercício noturno pode, depois da prática, fazer a pessoa se sentir energizada quando na verdade deseja dormir.
- Antecipar barreiras à prática dos exercícios, como compromissos de trabalho, fadiga, entre outros, que possam prejudicar a adesão ao programa de exercícios e sua manutenção.
- Desenvolver estratégias para tornar o exercício o mais fácil e simples possível.
- Convidar um amigo para se exercitar também, porque o apoio de um parceiro pode favorecer a assiduidade e promover efeitos benéficos adicionais.

■ CONSIDERAÇÕES FINAIS

Em síntese, a prescrição de exercícios para o tratamento da depressão deve considerar:

- As características e necessidades biopsicossociais individuais, os interesses e metas, as condições de execução, como aptidão física e neuromotora, e as condições de entendimento e de aprendizagem.
- O quadro clínico da depressão – severidade, sintomatologia, fase do tratamento, comorbidades e tratamento medicamentoso.
- A relação entre dose-resposta do exercício físico e o desfecho em saúde-efeito antidepressivo.

O aumento gradual das dificuldades, em uma atmosfera de grupo agradável e sem competição, favorece a motivação e a adesão ao regime escolhido, o qual pode ser praticado em diversos locais, como academias, parques ou clubes, e em recintos abertos ou fechados, mas sempre bem supervisionados.

A cooperação e a troca de informações entre os profissionais são fundamentais para o melhor resultado dos mais diversos tratamentos. Os pacientes e familiares também devem ser informados quanto aos aspectos relacionados com a prescrição de exercícios, o que contribui para o planejamento e o sucesso da prática.

Ainda que esta obra contemple em sua abordagem o exercício físico como terapia para a depressão em adultos, é importante ressaltar que os exercícios físicos, jogos, esportes e outros tipos de atividades físicas também são considerados positivos para o tratamento de crianças[75], adolescentes[76] e idosos deprimidos[77], bem como uma estratégia de prevenção da doença em todas as faixas etárias.

Apesar do substancial corpo de conhecimentos já produzidos cientificamente sobre o exercício físico e a depressão e das inúmeras evidências terapêuticas do exercício físico para os adultos com transtorno depressivo maior[1-3,74], ainda são imprescindíveis novas pesquisas sobre dose do exercício e a resposta terapêutica[2].

Essas pesquisas são fundamentais para a prescrição ideal dos profissionais de acordo com as especificidades dos episódios depressivos (subtipo, curso e gravidade), a presença de comorbidades clínicas e as condições físico-motoras, cognitivas e psicossociais dos pacientes.

Referências

1. Gelenberg AJ, Freeman MP, Markowitz JC et al. Practice guideline for the treatment of patients with major depressive disorder. 3rd ed. Arlington (VA): American Psychiatric Association, 2010. Disponível em: https://psychiatryonline.org/pb/assets/raw/sitewide/practice_guidelines/guidelines/mdd.pdf.
2. Rethorst CD, Trivedi MH. Evidence-based recommendations for the prescription of exercise for major depressive disorder. J Psychiatr Pract 2013; 19(3):204-12.DOI: 10.1097/01.pra.0000430504.16952.3e
3. National Institute for Health and Care Excellence. Depression in adults: recognition and management. NICE clinical guideline 90. London: NICE, 2016. [Acesso em 03 de julho de 2019]. Disponível em: https://www.nice.org.uk/guidance/cg90.
4. Ekkekakis P. Honey, I shrunk the pooled SMD! Guide to critical appraisal of systematic reviews and meta-analyses using the Cochrane review on exercise for depression as example. Ment Health Phys Act 2015; 8:21-36. Disponível em: https://doi.org/10.1016/j.mhpa.2014.12.001.
5. Carneiro D. Prescrição de exercício físico: a sua inclusão na consulta. Ver PortClin Geral 2011;27(5):470-9.Disponível em: http://www.scielo.mec.pt/scielo.php?script=sci_arttext&pid=S0870-71032011000500010&lng=pt&nrm=isso
6. Nyström MBT, Neely G, Hassmén P, Carlbring P. Treating major depression with physical activity: a systematic overview with recommendations. Cognitive Behaviour Therapy 2015; 44(4):341-52.
7. Sampaio AR, Myers J, Oliveira RB. Relação dose-resposta entre nível de atividade física e desfechos em saúde. Revista HUPE 2013; 12(4):111-23. DOI: https://doi.org/10.12957/rhupe.2013.8718.
8. Powell KE, Paluch AE, Steven N, Blair SN. Physical activity for health: What kind? How uch? How intense? On top of what? Annu RevPublic Health 2011; 32:349-65. Disponível em: https://doi.org/10.1146/annurev-publhealth-03101151. Downloaded from www.annualreviews.org Access provided by 2804:18:1074:6ac2:dc1f:d024:1ff1:b102 on 09/16/20.
9. Phys. Act. Guidel. Advis. Comm. 2008. Physical Activity Guidelines Advisory Committee Report: 2008. Washington, DC: US Dep. Health Hum. Serv. Disponível em: http://www.health.gov/paguidelines/Report/pdf/CommitteeReport.pdf
10. Bompa TO. Periodização: Teoria e metodologia do treinamento. São Paulo: Editora Phorte, 2002.
11. Pinheiro FA, Viana B, Pires FO. Percepção subjetiva de esforço como marcadora da duração tolerável de exercício. Motri [online] 2014; 10(2):100-6. Disponível em: http://dx.doi.org/10.6063/motricidade.10(2).2267.
12. Massom C, Pitanga F. Prescrição de exercícios para a promoção da saúde. In: Pitanga FJG (Org.) Orientações para avaliação e prescrição de exercícios físicos direcionados à saúde. São Paulo: CREF4, 2019:57-64.

13. Diretrizes do ACSM para os testes de esforço e sua prescrição/American College of Sports Medicine. Taranto G (trad.). 6. ed. Rio de Janeiro: Guanabara, 2003.
14. McArdle WD, Katch FI, Katch VL. Fisiologia do exercício: energia, nutrição e desempenho humano. 8th ed. Rio de Janeiro: Guanabara Koogan, 2017.
15. American College of Sports Medicine. A quantidade e o tipo recomendados de exercícios para o desenvolvimento e a manutenção da aptidão cardiorrespiratória e muscular em adultos saudáveis. Rev Bras Med Esporte [online]. 1998; 4(3):96-106. [cited 2020-07-23]. Disponível em: https://doi.org/10.1590/S1517-86921998000300005. Disponível em: <http://www.scielo.br/scielo.php?script=sci_arttext&pid=S1517-86921998000300005&lng=en&nrm=iso>. ISSN 1517-8692.
16. Diretrizes do ACSM 10. Diretrizes do ACSM para os testes de esforço e sua prescrição/American College of Sports Medicine. Pereira de Campos DB (trad.). 9. ed.Rio de Janeiro: Guanabara, 2014.
17. Weinberg RS, Gould D. Fundamentos da psicologia do esporte e do exercício. 2. ed. Monteiro MC (trad.). Porto Alegre: Artmed, 2001:402-8.
18. Brasil. Conselho Federal de Educação Física. Resolução CONFEF Nº 46/2002. Dispõe sobre a Intervenção do Profissional de Educação Física e respectivas competências e define os seus campos de atuação profissional. Rio de Janeiro: CONFEF, 2002.
19. Brasil. Conselho Federal de Educação Física. Nota Técnica CONFEF N° 002/2012. Assunto: A avaliação física em programas de exercícios físicos e desportivos. Rio de Janeiro: CONFEF, 2012.
20. Kaiser R. Saúde mental. In: Frontera WF, Dawson DM, Slovik DM. Exercício físico e reabilitação. Silva MGF, Burner J (trads.). Porto Alegre: Artmed, 2001: 311-30.
21. Belvederi MM, Ekkekakis P, Magagnoli M et al. Physical exercise in major depression: reducing the mortality gap while improving clinical outcomes. Front Psychiatry. Published online 10 Jan 2019. DOI:10.3389/fpsyt.2018.00762.
22. Brasil. Conselho Federal de Educação Física. Resolução CONFEF nº 391/2020. Dispõe sobre o reconhecimento e a definição da atuação e competências do Profissional de Educação Física em contextos hospitalares e dá outras providências. Publicado no D.O.U. nº 166, de 28 de agosto de 2020, Seção 1 – Pág. 400. Disponível em: https://www.in.gov.br/en/web/dou/-/resolucao-n--391-de-26-de-agosto-de-2020-274726255.
23. American Psychiatric Association. The Diagnostic and Statistical Manual of Mental Disorders, 5th ed. American Psychiatric Association. Washington, DC.
24. World Health Organization. Classification of Mental and Behavioral Disorders: Clinical Descriptions and Diagnostic Guidelines, World Health Organization, Geneva, 1992.
25. Hamilton M. Rating scale for depression. Journal of Neurology, Neurosurgery and Psychiatry 1960; 23:56-62.
26. Roeder MA. Atividade física, saúde mental e qualidade de vida. Rio de Janeiro: Shape, 2003.
27. Holmes DS. Psicologia dos transtornos mentais. 2. ed. Costa S (trad.). Porto Alegre: Artes Médicas, 1997.

28. O'Neal HA, Dunn AL, Martinsen EW. Depression and exercise. Int J Sport Psychol 2000; 31(2):110-35. doi: 10.1080/1612197X.2005.1080731920.
29. Ströhle A. Physical activity, exercise, depression and anxiety disorders. J Neural Transm 2009; 116(6):777-84. doi: 10.1007/s00702-008-0092-x .
30. Santos MCB. O exercício físico como auxiliar no tratamento da depressão. Rev Bras Fisiol Exerc 2019; 18(2):108-15. Disponível em: https://doi.org/10.33233/rbfe.v18i2.3106 22.
31. Akandere M, Demir B. The effect of dance over depression. Coll Antropol 2011; 35(3):651-6.
32. Vieira JLL, Rocha PGM, Porcu M. Influência do exercício físico no humor e na depressão clínica em mulheres. Motriz 2008; 14(2):179-86. DOI: 10.5016/1444.
33. Williams JM, Getty D. Effect of levels of exercise on psychological mood states, physical fitness, and plasma beta-endorphin. Percept Mot Skills 1986; 63(3):1099-105. doi: 10.2466/pms.1986.63.3.1099.
34. Doyne EJ, Ossip-Klein DJ, Bowman ED, Osborn KM, McDougall-Wilson IB, Neimeyer RA. Running versus weight lifting in the treatment of depression. J Consult Clin Psychol 1987; 55(5):748-54. doi: 10.1037/0022-006X.55.5.748.
35. Martinsen EW, Hoffart A, Solberg Ø. Comparing aerobic with nonaerobic forms of exercise in the treatment of clinical depression: A randomized trial. Compr Psychiatry 1989; 30(4):324-31. doi: 10.1016/0010-440x(89)90057-6.
36. Stein PN, Motta RW. Effects of aerobic and nonaerobic exercise on depression and self-concept. Percept Mot Skills 1992; 74(1):79-89. doi: 10.2466/pms.1992.74.1.79.
37. Veale D, Le Fevre K, Pantelis C, de Souza V, Mann A, Sargeant A. Aerobic exercise in the adjunctive treatment of depression: a randomized controlled trial. J R Soc Med 1992; 85(9):541-4. PMID: 1433121; PMCID: PMC1293641.
38. Martinsen EW. Physical activity and depression: clinical experience. Acta Psychiatr Scand Suppl 1994; 89(S377):23-7. doi: 10.1111/j.1600-0447.1994.tb05797.x.
39. Buckworth J, Dishman RK. Exercise psychology. Champaign: Human Kinetics, 2002: 330.
40. Netz Y, Lidor R. Mood alterations in mindful versus aerobic exercise modes. J Psychol 2003; 137(5):405-19. doi: 10.1080/00223980309600624.
41. Atlantis E, Chow CM, Kirby A, Singh MF. An effective exercise-based intervention for improving mental health and quality of life measures: a randomized controlled trial. Prev Med 2004; 39(2):424-34. doi: 10.1016/j.ypmed.2004.02.007.
42. Mesquita RM, Lotufo Neto F, Vallada Filho HP et al. Respostas de diferentes programas de exercício físico na intervenção terapêutica complementar da depressão. Revista Brasileira de Ciência e Movimento 2005; 13(4 Supl):S274.
43. Tsang HWH, Chan EP, Cheung WM. Effects of mindful and non-mindful exercises on people with depression: a systematic review. Br J Clin Psychol, 2008; 47(3):303-22. doi: 10.1348/014466508X279260.

44. Krogh J, Videbech P, Thomsen C, Gluud C, Nordentoft M. DEMO-II Trial. Aerobic exercise versus stretching exercise in patients with major depression – a randomised clinical trial. Earnest CP (ed.) PLoS One, 2012; 7(10):e48316. doi: 10.1371/journal.pone.0048316 36.
45. Demarzo M, Garcia-Campayo J. Mindfulness aplicado à saúde (Mindfulness for health). In: Augusto DK, Umpierre RN (eds.) PROMEF – Programa de Atualização em Medicina de Família e Comunidade (SBMFC). Porto Alegre: Artmed Panamericana, 2017 [acesso em 05 de agosto de 2019]: 125-64. Disponível em: https://www.researchgate.net/publication/317225586_Mindfulness_Aplicado_a_Saude_Mindfulness_for_Health.
46. Alexandratos K, Barnett F, Thomas Y. The impact of exercise on the mental health and quality of life of people with severe mental illness: a critical review. British Journal of Occupational Therapy 2012, 75(2):48-60.
47. Lamego MK, Machado SEC. Exercício físico e depressão. In: Machado SEC, Prati JELR. Exercício físico e saúde mental: prevenção e tratamento. Rio de Janeiro: Rubio, 2018: 65-76.
48. Mura G, Moro MF, Patten SB, Carta MG. Exercise as an add-on strategy for the treatment of major depressive disorder: a systematic review. CNS Spectr 2014; 19(6):496-508. doi: 10.1017/1092852913000953.
49. Robergs RA, Roberts SO. Princípios fundamentais de fisiologia do exercício para aptidão, desempenho e saúde. São Paulo: Phorte, 2002.
50. Mesquita RM, Serra S, Lotufo Neto F. Depression, physical activity and analysis of non-verbal communication: primary research of patients major depressive symptoms. Med Sci Sport Exerc 2002; 34(5):S28.
51. Trafaniuc L, Fonseca PG, Divitiis F, Mesquita RM. A intervenção da atividade física nos estados de humor relacionados aos critérios diagnósticos do quadro depressivo. In: Anais do 5º Congresso de Iniciação Científica; 4. Simpósio de Pós-Graduação; 11-12 nov 1998; São Paulo, Brasil. São Paulo: Escola de Educação Física e Esporte da Universidade de São Paulo; 1998: 44-5.
52. Angelo DL. Zilberman ML. O impacto do exercício físico na depressão e ansiedade. Disponível em: https://www.unaerp.br/documentos/1902-o-impacto-do-exercicio-fisico-na-depressao-e-ansiedade/file.
53. Hua Chu I, Buckworth J, Kirby TE, Emery CF. Effect of exercise intensity on depressive symptoms in woman. Ment Health Phys Act 2009; 2(1):37. DOI: 10.1016/j.mhpa.2009.01.001.
54. Dishman RK, Buckworth J. Increasing physical activity: a quantitative synthesis. Med Sci Sports Exerc 1996; 28(6):706-19. doi: 10.1097/00005768-199606000-00010.
55. Helgadóttir B, Hallgren M, Ekblom Ö, Forsell Y. Training fast or slow? Exercise for depression: A randomized controlled trial. Preventive Medicine 2016; 91:123-31. Disponível em: https://doi.org/10.1016/j.ypmed.2016.08.011.
56. Weyerer S, Kupfer B. Physical exercise and psychological health. Sport Med 1994; 17(2):108-16. DOI: 10.2165/00007256-199417020-00003.
57. Dunn AL, Trivedi MH, O'Neal HA. Physical activity dose-response effects on outcomes of depression and anxiety. Med Sci Sports Exerc 2001; 33(6 Suppl):S587-97. DOI: 10.1097/00005768-200106001-00027.

58. Dunn AL, Trivedi MH, Kampert JB, Clark CG, Chambliss HO. The DOSE study: a clinical trial to examine efficacy and dose response of exercise as treatment for depression. Control Clin Trials 2002; 23(5):584-603. doi: 10.1016/s0197-2456(02)00226-x.
59. Dunn AL, Trivedi MH, Kampert JB, Clark CG, Chambliss HO. Exercise treatment for depression: efficacy and dose response. Am J Prev Med 2005; 28(1):1-8. doi: 10.1016/j.amepre.2004.09.003.
60. Callaghan P, Khalil E, Morres I, Carter T. Pragmatic randomised controlled trial of preferred intensity exercise in women living with depression. BMC Public Health 2011; 11(1):465. doi: 10.1186/1471-2458-11-465.
61. Schuch FB, Vasconcelos-Moreno MP, Borowsky C, Fleck MPJ. Exercise and severe depression: preliminary results of an add-on study. J Affect Disord 2011; 133(3):615-8.
62. Ladwig MA, Hartman ME, Ekkekakis P. Affect-based exercise prescription: an idea whose time has come? ACSM's Health Fit J 2017; 21:10-5. doi: 10.1249/FIT.0000000000000033251.
63. Pereira JM, Silverio J, Carvalho S, Ribeiro JC, Fonte D, Ramos J. Moderate exercise improves depression parameters in treatment-resistant patients with major depressive disorder. Journal of Psychiatric Research 2011; 45:1005-11.
64. Kucera CAC Adesão ao exercício físico: a relação entre indivíduo e o ambiente [dissertação]. João Pessoa: UPE/UFPB/BC, 2017.
65. Paraginski A.L. Compasso que varia de pessoa para pessoa. Revista UCS 2014; 2(15). Disponível em: https://www.ucs.br/site/revista-ucs/revista-ucs-15a-edicao/no-ritmo-do-relogio-biologico. [acesso 30 jun 2020].
66. Nauha L, Jurvelin H, Ala Mursula L et al. Cronotipos e atividade física objetivamente medida e tempo sedentário em meia-idade. Scand J Med Sci Esportes. Manuscrito do autor aceito. doi: 10.1111/sms.13753. Publicado pela primeira vez: 19 de junho de 2020. Disponível em: https://doi.org/10.1111/sms.13753.
67. Wirz-Justice A, Benedetti F. Perspectives in affective disorders: Clocks and sleep. Eur J Neurosci 2020; 51(1):346-65. doi:10.1111/ejn.14362.
68. Hao K. The effect of outdoor physical activity on adults with clinical depression. Symposium Posters. 21, 2020. Disponível em: https://dc.ewu.edu/srcw_2020_posters/21.
69. Blay SL, Kaio M. Transtornos mentais e atividade física. In: Vaisberg M, Rosa LFBPC, Mello MT (eds.) O exercício como terapia na prática médica. São Paulo: Artes Médicas, 2005: 131-7.
70. Blumenthal JA, Smith PJ, Hoffman BM. Is exercise a viable treatment for depression? ACSM's Health Fit J 2012; 16(4):14-21. doi: 10.1249/01.FIT.0000416000.0952666.
71. Pinto Pereira SM, Geoffroy MC, Power C. Depressive symptoms and physical activity during 3 decades in adult life: bidirectional associations in a prospective cohort study. JAMA Psychiatry 2014; 71(12):1373-80. doi:10.1001/jamapsychiatry.2014.1240.
72. Pedersen BK, Saltin B. Exercise as medicine – evidence for prescribing exercise as therapy in 26 different chronic diseases. Scand J Med Sci Sports 2015; 25:1-72. DOI:10.1111/sms.12581.

73. Mata J, Thompson RJ, Jaeggi SM, Buschkuehl M, Jonides J. Walk on the bright side: Physical activity and affect in major depressive disorder. Journal of Abnormal Psychology 2011; 121(2):297-308. doi: 10.1037/a0023533. https://doi.org/10.1037/a0023533.
74. Mura G, Sancassiani F, Machado S, Carta MG. Efficacy of exercise on depression: a systematic review. International Journal of Psychosocial Rehabilitation 2014; 18(2):23-36.
75. Conley MI, Hindley I, Baskin-Sommers A, Gee DG, Casey BJ, Rosenberg MD. The importance of social factors in the association between physical activity and depression in children. Child Adolesc Psychiatry Ment Health 2020; 14(28). Disponível em: https://doi.org/10.1186/s13034-020-00335-5.
76. Fromel K, Jakubec L, Groffik D, Chmel´ık F, Svozil Z, ˇSaf´ aˇr M. Physical activity of secondary school adolescents at risk of depressive symptoms. J Sch Health 2020; 1-10. DOI: 10.1111/josh.12911.
77. Blake H, Mo P, Malik S, Thomas S. How effective are physical activity interventions for alleviating depressive symptoms in older people? A systematic review. Clin Rehabil 2009; 23(873).

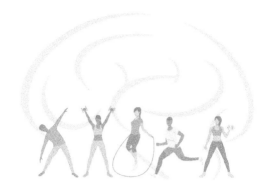

Índice Remissivo

A
Ácidos graxos
- cadeia curta, 15
- livres (AGL), 13
ACTH, 11
Alteração da homeostase, 3
Aminoácidos, 13
Antidepressivos, 68
- administração, 76
- cetamina, 72
- dosagem, 76
- duração do tratamento, 76
- escetamina, 72
- escolha, 73
- indicações, 77
- inibidores da monoaminoxidase, 69
- mecanismo de ação, 69
- medicações complementares, 77
- primeira geração, 69
- segunda geração, 71
- tetracíclicos, 70
- tricíclicos, 70
Atividade física, 3
- aeróbica, 11
- funcionabilidade intestinal, 13
- humor, 12

B
Bactérias intestinais, 17
Butirato, 15

C
Comorbidades
- clínicas não psiquiátricas, 35
- psiquiátricas, 34
Constipação, 11
Cortisol, 11

D
Depressão, 8, 19
- achados laboratoriais associados, 48
- adultos, 29
- atividade sensorimotora como estratégia de atendimento, 89
- características descritivas, 47
- conceito, 21
- crianças, 32

- cultura, 48
- diagnóstico diferencial, 50
- escolaridade, 34
- etiopatogenia, 39
- etnia, 34
- exercício aeróbio, 139, 142
- gênero, 31, 48
- idade, 32, 48
- idosos, 33
- imagem corporal, 55, 60
- postura, 55, 60
- prevenção, 83
- raça, 34
- sintomas físicos, 60
- sintomatologia, 39
- trabalho, 34
- transtornos mentais associados, 47
- tratamento, 67
-- antidepressivos, 68
-- atividade/exercício físico, 79
-- fototerapia, 78
-- métodos de estimulação cerebral, 77
-- projeto terapêutico individual, 80
-- psicoterapias, 79
-- terapias alternativas, 80
Diarreia, 11
Doenças
- clínicas, práticas de exercícios, 5
- metabólicas, 7

E
Episódios depressivos prévios, 36
Estômago, funcionalidade, 11
Exercício físico, 3
- aeróbio, 115
- agudo, 3, 120
- anaeróbio, 115
- como intervenção terapêutica, 113
- crônico, 120
- depressão, 8
- doenças clínicas, 5
- duração, 120
- *mindfull*, 115
- moderado de longa duração, 6
- prevenção da depressão, 125
- programas, 4
- qualidade de vida, 141

F
Fototerapia, 78
Funcionamento harmônico do organismo, 2

G
Gastrite, 11
GLUT-4, 6

H
Hipertensos, 6
Humor, 12
- deprimido, 22

I
Inflamação intestinal, 12
Intensidade dos exercícios, 4
Intestino, 11
- funcionalidade intestinal e atividade física, 13
- humor, 12
Isoleucina, 13

L
Leucina, 13

M
Maus hábitos alimentares, 7
Melancolia, 19
Método de estimulação cerebral, 77
- técnicas, 77

O
Osteoporose, 8

P
Perda do apetite, 11
Práticas de exercícios nas doenças clínicas, 5
Prescrição de exercícios na depressão, 150, 155
- treinamento aeróbio, 139
-- embasamento fisiológico, 145
Programas de exercícios, 4
Propionato, 15
Psicoterapias, 78

Q
Qualidade de vida e exercício físico, 141

S
Sedentarismo, 6
Serotonina, 13

T
Transtornos mentais, 19
- depressivos, formas clínicas, 24
Triptofano, 13
Tristeza, 22

U
Úlceras, 11

V
Valina, 13
Volume dos exercícios, 4